医療の
パラダイムが
変わる

鍼灸の
再発見

監修：一般財団法人　一枝のゆめ財団

矢野 忠 著

JN064500

錦 房

序

　本書『鍼灸の再発見』は，前書『職業としての鍼灸』（2022 年 9 月 15 日，錦房より発刊）の続刊として執筆したものです．前書は，主として専門職としての鍼灸及び鍼灸師に関わる事柄について著述しました．内容は，時代のニーズに応えることができる鍼灸医療の柔軟性と可能性，鍼灸師のプロフェショナリズム，鍼灸医療の新たな職域，日本鍼灸の特質と鍼灸教育についてでした．

　本書を執筆したのは，鍼灸学を学ぶ学生，若手鍼灸師に鍼灸医学の魅力，面白さ，凄さ，素晴らしさを知ってもらい，鍼灸を好きになってもらいたいからです．"鍼灸が好き"になることが原動力になって，鍼灸師および鍼灸医療の質向上に繋がると信じるからです．

　著者自身，この世界に入った時，鍼灸にほとんど魅力を感じず，関心を持つことがありませんでした．それが面白いなと関心を持つようになったのは東京教育大学教育学部附属理療科教員養成施設（現筑波大学附属理療科教員施設）を卒業した後，芹澤研究室（当時の施設長芹澤勝助教授）の第一期臨床専攻生になったときの指導教員であった森和先生に出会ったことによります．

　森先生から，藪内清や山田慶児の古代中国科学史や科学思想，ベルタランフィの一般システム理論，ケストラーのホロン学説，その生命論など，それまで教わったこともなく，聞いたこともない学問の世界を紹介してもらったことを契機に，鍼灸医学は古色蒼然とした時代遅れの医学ではなく，その思想や観点は常に時代を先取りした，創造性に富んだ，人間中心の科学を根底とした医学であることに気づかされ，鍼灸の可能性に強く惹かれ始めました．

　あれから約 50 年経った今，その時の驚きと感動を鍼灸を学ぶ学生，若き鍼灸師の皆さんに伝えたいとの思いで浅学菲才の身を顧みず執筆を始めました．

　鍼灸医学については，臨床力を培うために臨床に関する専門書が多数出版されています．臨床家の資質を向上させるには当然必要なことですが，著者の経験から言えば鍼灸医学の基盤をなす思想，科学的思考，生命論などを深く学ぶことによってこそプロフェッショナルな鍼灸師として成長し，そのアイデンティティを確立でき

ると考えています.

　著者は,長年,教育・臨床・研究に従事するとともに,鍼灸療法の受療者(患者)として過ごしてきました.その過程で教えられたことは,鍼灸療法は様ざまな症状を軽減するだけでなく,"感動できるからだを創る"医療であるということです.受療後には症状の軽減に加えて,軽やかで心地よい体感とともに"生き生きとする"と実感します.そのため,受療前に気づかなかった道端のなにげない草花に目がとまり,その美しさに心が和むなどの経験をします.このような経験を患者さんからよく聞きます.著者はこの状態を"感動できるからだ"と呼んでいます.鍼灸療法は,受療者のウェルビーイング(well-being)を支援する素晴らしい医学です.この医学の根底をなす思想,科学的思考,生命論などを学ぶと"鍼灸が好き"になれるのではないでしょうか.

　本書の出版に当たり,前書『職業としての鍼灸』に引き続き,師と仰ぐ丹澤章八先生に素晴らしい推薦の辞を頂きました.謹んで感謝申し上げます.また,執筆に当たり,錦房の竹内　大氏の適切な助言に助けられ上梓することができました.衷心より謝意を申し上げます.なお,"鍼灸の未来を創る"の思いを底流として前書の続刊として本書を出版しましたので,前書と合わせて本書も購読していただければと願っています.

　最後になりますが,鍼灸医学の面白さ,凄さ,素晴らしさの一端を読者の皆様方にお伝えすることができたならば,著者にとって望外の喜びです.

令和6年4月　春風駘蕩の日に
矢野　忠

推薦の辞

　本書を読み進むうちに，現代科学という広大な領域を天空に見立てて脳裏に描くと，「鍼灸医学は，他の諸科学と同等に光る存在として認知することができ，読み終わると，その光はひときわ際立ち，一等星に優る輝きを放つ存在に見えてきた.」というのが，本書の率直な読後感です.

　本書は，近現代の諸科学の様相・背景思想の要点を活写し，活写した要点と対比することによって鍼灸医学・医療の独自性・特異性を余すことなく詳述され，続いてデジタル化が進む社会構造の変化に伴う疾病構造の変化，すなわち特定病因論では適合できない高齢化に伴う疾患や，社会との不適合に依る病態など（ストレス病やうつ病等の心のやまい）に対応する新たなアプローチが求められていると説きます. 求められている内容を本書本文から引くと，それは「複雑で流動的な諸現象を要素的に分析せず，そのまま把握し対応しようとする全体論的，包括的な思考による医学・医療」であり，その要望に応えられる最適な医学・医療は，生命論的世界観を基盤とし，未病治を原点とした鍼灸医学・医療であることを明示されます. そして最終章では，次世代に繋ぐべき鍼灸医学・医療のあり方を，示唆に富む道標として示されています.

　本書は矢野　忠先生が，半世紀にわたり集積された知識庫の扉を開き，教育・臨床・研究で培われたご自身の経験知とを併せ，その畢竟を筆に託して描かれた壮大な物語であり，その内容を吟味すればするほど，鍼灸医学関連書籍史に必ずや名を刻す名著であることを，確言して憚りません.

　「**書かれた文字は，読まれることによって言葉になる**（若松英輔：「言葉の贈り物」より）」. 文字は視覚に止まりますが，言葉は個々人の音韻に添って身中に沁みわたり，心の糧となります.

　本書に盛られた言葉は，プロフェッショナルとしての教養を深め，矜持を高め，臨床家にとっては一鍼・一灸の施術に勇気と自信とを与えてくれる糧になることは必定. 推薦の本意はまさにそこにあります. 鍼灸医学・医療に携わるプロフェッショナルの記章として，著者既刊の『職業としての鍼灸』と併せて，本書を座右に

置かれることを衷心からお薦めします.

　私事で恐縮ですが,老日を消光するうち,本書と巡り合え,そして手に携えることができる幸運を,しみじみ噛みしめています.

　末筆ながら,本書発刊に労を尽くされた竹内　大氏に,感謝の意を添えて,推薦の辞といたします.

丹澤　章八

目　　次

第4章　21世紀の養生・未病治・ヘルスケアと鍼灸医学

第1章　世界観・生命観・科学的思考と鍼灸医学

鍼灸医学の特色とその魅力，凄さ，面白さを知るには，本医学の基盤となる生命論や身体観，さらに古代中国科学の思想や思考様式などの理解が必要です．それらは近現代のものとは異なり，鍼灸医学独自のものです．

本章ではその独自性について，以下の各節で要点を概説します．第1節：世界観のパラダイムシフト，第2節：生命論，第3節：ホログラフィ―部分（局所）と全体，第4節：古代中国科学の思考様式

第1節　世界観のパラダイムシフトと鍼灸医学の特色 ──◇ ◇ ◇

今，私たちが生きている世界がどのように捉えられているのかを知ることは鍼灸医学の特色とその価値を理解する上で必要なことではないかと考えています．20世紀では，近代科学が人類を幸福にする，科学で解決できないことは何もないといった認識が支配的でした．確かに科学の進歩は人類に様々な恩恵をもたらしましたが，一方において弊害ももたらしました．そうしたことから科学的思考の要素還元主義による機械論的世界観に対する疑念や問題点が指摘されるようになり，パラダイムシフトが求められるようになりました．

本節では，機械論的世界観から生命論的世界観への転換に触れつつ，鍼灸医学の世界観と，それに基づいた鍼灸医学の特色について概説します．

1. 機械論的世界観から生命論的世界観への転換

20世紀において支配的であった要素還元主義による機械論的世界観により人類は素晴らしい文明を築きました．しかし，1960年以降，先進諸国と開発途上国との間に経済格差などによる，いわゆる南北問題が生じてきました．それらに加え，自然破壊，環境汚染，食糧不足，人口増加といったグローバルな地球規模の問題も表面化してきました．

これらの諸問題は，地球環境に対する人間の認識に変化をもたらしました．その

象徴が, 地球を1個の「巨大な生命体」とみなすジェームズ・ラブロック (1919-2022年) のガイヤ理論です. この理論では, 地球と人間を含めた生物が相互に影響し合うことで, 地球は1つの生き物のように自己調節機能を持つと考えます. この理論は, 地球環境 (自然) と人間との関係, すなわちエコロジーへの関心を高めさせてくれました.

　最近, 特に注目されている問題は地球温暖化です. 地球温暖化による自然災害の多発により, ようやく脱炭素社会, カーボンニュートラルによるグリーン社会の実現に向けた取り組みが進められるようになりました.

　わが国においてもカーボンニュートラルによるグリーン社会の実現が議論されています. 加えて少子化, 人口減少時代, 生産労働人口減少, 超高齢社会, 多死社会など, 未曽有の社会情勢に直面し, その対応が急がれています.

　こうした地球規模や国規模の環境問題から社会問題に至る大きくて多様な問題を抱えた21世紀をどのように乗り越え, 人々が安心して幸せに暮らせる社会, 生きがいのある社会を創ることができるのか, そのための新たなパラダイムが求められています.

　では機械論的世界観に替わる新たな世界観とはどのようなものか. それは, 柔軟

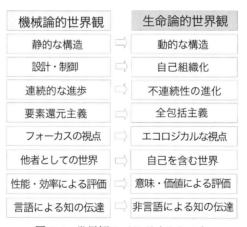

図 1-1　世界観のパラダイムシフト

田坂によると, 生命論的世界観は「動的な構造」「自己組織化」「不連続性の進化」「全包括主義」「エコロジカルな視点」「自己を含む世界」「意味・価値による評価」「非言語による知の伝達」で特徴づけられるという. (田坂広志:21世紀の知の潮流「生命論パラダイム」. 日本総合研究所・編:生命論パラダイムの時代. 1993.[1] より作図)

で自在性に富み，関係性を重視する生命論的世界観ではないかと田坂広志は提唱しています.

　田坂が提唱する生命論的世界観は，**図 1-1** に示すように「動的な構造」「自己組織化」「不連続性の進化」「全包括主義」「エコロジカルな視点」「自己を含む世界」「意味・価値による評価」「非言語による知の伝達」によって構成されもので，機械論的世界観とは対極にあたるものです.

2. 生命論的世界観と鍼灸医学の生命観・身体観

　鍼灸医学の生命観をプリズムで分光すると，**図 1-2** に示す多様な項目が映し出されます．一方，鍼灸医学の生命観を特徴づける項目は，陰陽平衡，陰陽消長，陰陽の交わり，小宇宙，身心一如，天人合一，気（氣）感，子午流注，治神，七情の乱れ，六淫などで天人合一説と陰陽論によるものです．これらの項目は，田坂の生命論的世界観を構成する項目および近年の総合科学の観点と概ね符号します．このことから鍼灸医学は学際的な学問であると言えましょう．なお，総合科学とは，多数の学問分野により構成される学際的・包括的な学問の分野を指します.

　鍼灸医学においては，その生命観と身体観は不可分な関係にあります．鍼灸医学の身心一如とする身体観には，生命論的世界観を構成する項目が混然一体となって

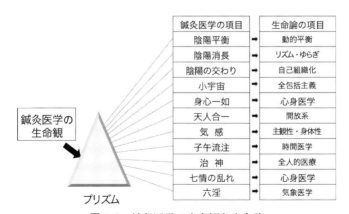

図 1-2　鍼灸医学の生命観と生命論

図中の鍼灸医学の生命観を構成する項目は，天人合一説と陰陽論によるものである．これらの項目は，**図 1-1** の田坂が示した生命論的世界観を構成する項目および近年の総合科学の観点とおおむね符号する．（矢野　忠[2]より引用）

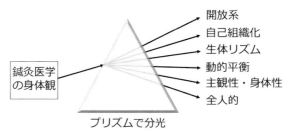

図 1-3　鍼灸医学の身体観に内包された生命論的な観点

鍼灸医学の身体観をプリズムで分光すると生命論的世界観の観点が映し出される．図で示す多様な項目は，**図 1-1** の生命論的世界観を構成する項目と符号する．

います．これらをプリズムで分光すると**図 1-3** に示すように，「開放系」「自己組織化」「生体リズム」「動的平衡」「主観性・身体性」「全人的」が映し出されます．

　例えば，「開放系」です．鍼灸医学では，人は天の気と地の気が昇降し交差する「気交」の中で生かされていると捉えます．このことは，『黄帝内経素問』四気調神大論に見事に記されています．

　四気調神大論では，季節に応じた生活を営むことで健康を維持・増進し，病気を予防できるとしています．つまり人は外界と交流をすることによって，自然と調和し，環境変化に適応できるのです．このことは，人の体は環境に開かれた開放系（open system）であることを明確に示すものです．

　このように鍼灸医学では，自然との調和を重視します．こうした観点を基調に養生は成り立っています．また臨床においては「随機制宜」を踏まえて診療を行います．随機制宜とは，因時制宜（季節や時間を考慮する），因地制宜（生活している，土地・風土・環境を考慮する），因人制宜（人の個体差を考慮する）の 3 つを言います．外界の状況や変化を踏まえて，個に応じたより適切な医療を提供することを重視してきました．

　「開放系」以外の項目である「自己組織化」「生体リズム」「動的平衡」「主観性・身体性」「全人的」も，鍼灸医学の身体観を特徴づけるもので，次のように説明することができます．

　（1）　**自己組織化**：陰陽の交わりにより新たな事象を生成し，秩序を形成しますが，それが「自己組織化」の概念に通じます．

　（2）　**動的平衡と生体リズム**：陰陽平衡は，陰陽の制約による平衡で，時間経過

に伴って陰陽の平衡関係は動的に変化します．つまり陰陽消長により生体リズムが形成されます．

(3) **主観性・身体性**：気の流れをイメージ化すること，すなわち体感することを重視します．極めて主観的ですが，体感する身体性を大切にします．

(4) **全人的**：鍼灸臨床では，身体と精神を分ける二元論でなく，一元論の観点，すなわち身心一如に立って診療を行います．身心一如の観点での診療は，全人的なアプローチとなります．

このように，鍼灸医学の生命観，身体観は，田坂が提唱する生命論的世界観（**図1-1**）を特徴づける項目と深く関連することから，鍼灸医学の世界観は生命論的世界観といえましょう．したがって鍼灸医学の世界観は古色蒼然とした過去の遺物ではなく，近現代科学の要素還元主義へのアンチテーゼとして，21世紀の諸問題を解決するために必要とされる観点や思考様式を提供し，さらにはパラダイム転換を促すことにもなります．

一方，鍼灸医学の世界観は，とかく思弁的，哲学的なものとみなされがちです．それは気（氣）の思想，陰陽論や五行論などの抽象度の高い表記や記述によるものと思われますが，決してそうではありません．

自然の移ろいの中で生起する様ざまな人間の営みを細やかに観察する中から生れた素朴な世界観で，決して思弁的，哲学的，形而上的なものではありません．むしろ形而下の日常的で具体的なものであり，よりよく生きることを示したものです．（第1章の第2節生命論と鍼灸医学を参照．）

3. 鍼灸医学の特色

鍼灸医学の生命観，身体観の多元的な観点を踏まえて，医学としての特色を抽出してみると，①身心一如の医学，②エコロジカル（ecological）な医学，③自然治癒力を支援する医学，④非薬物療法としての医学，⑤体表の医学の5項目になります．以下にそれぞれの特色について説明します．

1) 身心一如の医学―からだ言葉を通して

鍼灸医学の身体観は，身心一如を基本としています．身心一如の概念は抽象度が高く，その本質を理解することは簡単ではありませんが，"からだ言葉"からそれ

を理解することができるのではないかと思います．

　"からだ言葉"とは，目や耳，腹や腰，骨などの身体部位を使った慣用句のことです．日本人にとって感情や心情あるいは状態を的確にかつ端的に表す表現型のひとつです．今も日常会話の中でよく使われています．

　"からだ言葉"は諸外国にもありますが，日本に最も多いと言われています．なぜ，"からだ言葉"が多いのか，その理由として日本人の身体観が深く関わっていると考えられます．

　"からだ言葉"の中で最も多い身体部位は「肩」です．「肩を落とす」「肩を怒らす」「肩で風を切る」「肩で笑う」などのように，「肩」の慣用句で様ざまな心情や感情あるいは状態を表わします．つまり日本人にとって「肩」は単なる解剖学的な身体部位ではないということです．

　例えば「肩の荷を降ろす」という"からだ言葉"があります．肩は荷を担ぐ身体部位であるとともに心配事や苦労などの精神的な重荷を背負う部位でもあります．「肩の荷を降ろす」は，ようやく精神的な重荷や苦労を降ろし，やれやれと一息つくといった意味を表す慣用句です．**表 1-1** に，「肩」の"からだ言葉"の一部を紹介します．

　上記の通り，日本人は心配事や苦労を肩で受けとめることから肩こりが多いとの指摘があります．このように，肩こりは精神的なストレスの身体表現とし発症することから精神の身体化と捉えることができます．また，肩こりという不快な身体症状は精神状態にも影響を及ぼすことから，身体の精神化も生じます．このように身

表 1-1　「肩」のからだ言葉

肩を怒らす	→	怒っている様
肩を落とす	→	落胆している様
肩で風を切る	→	威勢がよい
肩をもつ	→	味方をする
肩をかす	→	援助する，力をかす
肩で笑う	→	嘲笑する
肩が悪い	→	人生が悪い，運が悪い
肩がよい	→	人生が良い，運が良い

"からだ言葉"とは，身体のある部位を使った慣用句のことである．「肩をもつ」などのように日常会話でよく使われている．"からだ言葉"は，感情や心情あるいは状態を的確かつ端的に表し，日本人にとってなくてはならない言葉である．

心相関として肩こりを捉えることができますが，その実態は精神の身体化と身体の精神化は不二の関係，つまり身心一如であり，肩こりは筋肉のこりであると同時に心のこりでもあるといえます．

　このように"からだ言葉"は，"からだ"を細胞の塊としての肉体，身体ではなく，感情や情動などの精神が溶け込んだ"からだ"として慣用句化し，日常会話の中で用いたものと思われます．"からだ言葉"には，日本人の身体観，メンタリティが深く関わっています．

　身心一如は心身相関としての身体観ではなく，身体と精神は不二であることを体感したものであり，その実感をもとに"からだ言葉"がつむぎ出されたものと思われます．

2)　エコロジカルな医学

　鍼灸医学は，自然と人との調和をとても重視します．これを「天人合一」「天人相応」といい，人は"自然に生かされている"という自然観です．この自然観は，人間を開放系として捉え，環境との情報交流により自然と調和することを重視したところに特徴があります．

　鍼灸臨床では，①時に応じて（因時制宜：季節，時間など），②地に応じて（因地制宜：住んでいる土地の気候風土や社会環境など），③人に応じて（因人制宜：性別，体格，生活習慣，感受性，既往歴，価値観など）の3点から診察，治療することを基本としています．これを「随機制宜（三因制宜）」といいますが，まさに自然との調和を目指した臨床です．

　現代西洋医学では，病気でなければ健康であるといった健康二元論が展開されていますが，社会疫学からみると健康の決定因子は**図1-4**に示すように重層的な階層構造をなしています．現代西洋医学が重視してきた生物としての個体因子（遺伝子，生活習慣，健康行動など）だけではなく，個人の社会経済的因子（学歴，職業，所得，家族など）及び環境としての社会的因子（地球環境，国際環境，地域，職場など）も深く関与するとし，階層構造として捉えることが重要であることを近藤は指摘しています．近藤らは，さらに健康格差の問題を取りあげ，健康格差は社会経済的因子である教育格差（学歴）の関与が大きく，その結果として健康格差が生じることを明らかにしました．低所得者で健康障害が多発しているのは，こうし

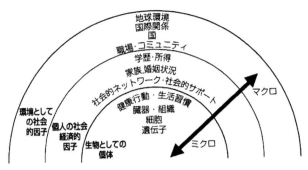

図 1-4　健康の決定因子の階層構造

健康の決定因子として，図に示すように個人の社会経済的因子（学歴，職業，所得，家族
など）及び環境としての社会的因子（地球環境，国際環境，地域，職場など）が深く関係
するとし，多層からなる階層構造として捉えることが重要であると指摘されている．その
主たる要因が教育格差であり，低所得者での健康障害の多発の主要な原因になっている．
（近藤克則：健康格差社会，医学書院，2006．より引用）

た理由によります．

　このように健康障害を生物としての個体因子だけで捉えるのではなく，**図 1-4** に
示す階層構造として捉えることが必要です．この観点は，古来，鍼灸医学が唱えて
きた随機制宜と通底します．随機制宜は，現代西洋医学における気象医学，時間医
学，社会医学，個（オーダーメイド）の医学などの観点と繋がります．

　近年，時間生物学の発展に伴い，その臨床応用として時間医学や時間治療学，時
間薬理学等への関心が高まっています．これらの分野は時間生物学の研究成果を基
礎として発展した臨床医学の一分野で，例えば不規則なライフスタイルに起因する
病態（リズム障害）や発症に日周リズムを有する病態（虚血性心臓疾患，アレル
ギー性疾患など）の診療に応用する極めて新しい医学です．

　鍼灸医学では，生体リズムを陰陽消長として捉え，その変調により病が発症する
とし，治療のタイミングも特定の時刻に行うことが効果的であるとして「子午流
注」（時刻に応じて臓腑-経絡の活動を示したもの）による臨床を展開しています．
このように時間医学の原型は，「子午流注」にみられます．

　鍼灸医学では，自然は大宇宙（macrocosm）であるのに対して人間は小宇宙
（microcrocosm）であるとし，自然の摂理によって人間は生かされていると捉えま
す．これを「天人合一」「天人相応」といい，鍼灸医学を貫く基本的な思想です．

この思想は，開放系およびエコロジーの観点を含むものであり，現代の時間生物学，時間医学に通じます.

　近年，人間の存在を「生物・心理・社会性」（Bio-Psycho-Sociality）の統合として捉えようとする機運がみられ，疾病の把握も「生物医学モデル（Biomedical model）」から「生物心理社会医学モデル（Biopsychosocial medical model）」として捉えるようになってきました. このモデルの根底には高木兼寛（1849-1920）の「病気を診ずして病人を診よ」の精神が息づいているように思われます.

　医学の対象は疾病ではなく，病を抱えながら生活している人間の病苦にどう応えるか，つまり生活の場，社会との関わりをも含めて病人を捉えようとするモデルを高木兼寛＊は「病人を診よ」と述べたものであり，エコロジーの観点に相通じます.（詳細は第2章第1節 開放系の身体と鍼灸医学，第2節時間医学と鍼灸医学を参照.）

＊高木兼寛
海軍軍医. 明治5年（1872）に海軍軍医，明治8年にイギリスに留学し，イギリス医学を修得. 明治18年（1885）に海軍軍医総監となり，脚気の予防として麦飯を奨励し，脚気の予防法を確立した. 明治14（1881）年に成医会講習所（後の東京慈恵会医科大学）を設立し，看護学校を創設して看護師の養成にも尽力した. なお，麦飯による脚気予防の研究は後にビタミンB1の発見につながり，昭和4年（1929）にエイクマンとホプキンスがビタミンB1の発見でノーベル賞を受賞した. なお世界で最初にビタミンB1を発見したのは鈴木梅太郎（明治43年，1910）でオリザニンと命名した. 本来であれば鈴木梅太郎がノーベル賞を受賞するはずであるが，諸事情により受賞しなかった.

3）自然治癒力を支援する医学-非薬物療法としての鍼灸

　ヒポクラテスは「人間は体内に100人の名医を持っている. 医者のなすべきことは，その名医を手助けすることである.」（ヒポクラテスの格言）と述べました. すなわち，医療人のなすべきことは自然治癒力を支援することを基本とすべきであると主張したのです. このことは，鍼灸医学においても同様で，正気（自然治癒力）を扶けることとし「扶正」を鍼灸医学の要諦としています.

　このように古代の医学は，洋の東西を問わず内在性治癒力を支援することを医学の第一義としましたが，医学の進歩とともに人工的介入が大きくなり，今日ではその行き過ぎが懸念されています.

　自然治癒力は，人体の恒常性を維持し，様ざまな病原微生物等から人体を衛り，傷ついた組織を修復したり再生したりするなど，人体に備わった治癒力のことです．具体的には自然免疫，獲得免疫，組織再生等であり，多種多様な天然の化学物質を合成・分泌し，生体の発育・成長を促すとともに生体機能を正常に維持し，調整します．

　このような多様な力を発揮する自然治癒力は，「生体内薬局」「生体内病院」とも例えられます．この素晴らしい天然の治癒システムを科学的に解明することこそが21世紀の医学の大きな課題であり，使命ではないでしょうか．

　鍼灸医学は鍼と灸という単純な用具を用いて，機械的あるいは温熱的刺激を臓腑-経絡経穴系（鍼灸医学独自の生体情報と生体エネルギーの伝達系）の特定部位（経穴，ツボ）を刺激し，健康維持・増進，予防および治療までをも行う東洋医学系物理療法です．まさに自然治癒力を最大限に活用する自然療法（ナチュロパシー）の医学と言えます．言い換えれば，生体の再生可能エネルギー（Renewable Energy）を利活用した医学といえるでしょう．

　図1-5は，これまでの鍼灸医学の基礎および臨床研究で明らかにされた治療的効果を示します．これらの機序の詳細は不明な点が多いのですが，機序解明に向けた研究は各国で行われており，その一端が明らかにされつつあります．

　図1-5で示した鍼灸療法の治療的効果は，自然治癒力の一面を示したに過ぎません．これらの他にも多くの治療効果が内在していると思われます．今後，鍼灸研究

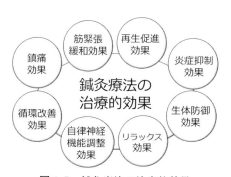

図1-5　鍼灸療法の治療的効果
これまでの鍼灸医学の基礎および臨床研究で明らかにされた治療的効果を示す．これらの機序の詳細は不明な点が多いが，機序解明に向けた研究は世界の各国で行われており，その一端が明らかにされつつある．

が進めば新たな治療的効果が明らかにされるでしょう.

4) 体表の医学

　皮膚は外界と身体とを分ける隔壁ですが, それだけではありません. 皮膚は広汎な外受容装置として外界の様ざまな情報を受容・伝達し, さらに身体内部の歪みを写し出す高感度のディスプレイ (display) の役割を担っています.

　鍼灸臨床では, 体表に映し出される微細な所見 (ザラツキ, 湿り気, 軟弱, 硬結など) を独自の理論 (鍼灸基礎学) に基づいて読み解き, 体表上の特定の部位 (経穴:俗称ツボ) に鍼あるいは灸を行い, もって身心の変調を是正しようとします. このように鍼灸医学は, 皮膚を診察と治療の場とした「体表の医学」です.

　体表の医学としての鍼灸医学は, 臓腑-経絡経穴系という独自の生体システムを基本としています. この生体システムは神経系や脈管系とも異なる第三の生体情報エネルギー伝達系です. 残念ながらその本態はいまだ明らかではありませんが, 現象論的な研究手法により, その実在性を支持するエビデンスは多数報告されています.

　体表については, 近年の皮膚科学の発展により, バリアとしての皮膚, 防御膜としての皮膚といった従来の捉え方が大きく変わり, 皮膚には多種多様な受容体があり, 外界の様ざまな情報を受容して体内に伝達することが明らかになりました.

　驚くことに皮膚は光や匂い, 音までをも感受できるのです. また表皮 (角化) 細胞 (ケラチノサイト) は, 多くの化学物質, 例えばドパミンやオキシトシン, β エンドルフィンなどを合成・分泌していることも明らかになりました.

　このように皮膚は, 外界の様ざまな情報を受容し, 処理して生体内に伝達することから, まるで脳のようであるとして, 皮膚は第三の脳, 露出した脳, あるいは薄い脳 (薄脳) と呼ばれています.

　第三の脳とも言われる皮膚を長年にわたり診察, 治療の場として利活用してきたのが鍼灸医学です. それだけに体表の医学としての鍼灸医学には, 医学におけるイノベーションを興す潜在的ポテンシャルがあります. (詳細は第2章 第3節皮膚と鍼灸医学を参照.)

参考文献
1) 田坂広志:21世紀の知の潮流「生命論パラダイム」. 日本総合研究所・編:生命論パ

　　ラダイムの時代．ダイヤモンド社，1993.
2）矢野　忠：東洋医学の生命観からみた鍼灸医学の特徴について．全日本鍼灸学会雑誌，1995,45（4），225-231.
3）立川昭二：からだの文化誌．文藝春秋，東京，1996.
4）秦　恒平：からだ言葉の本―付"からだ言葉"拾彙．筑摩書房，東京，1984.
5）立川昭二：からだことば．早川書房，東京，2000.
6）近藤克則：健康格差社会―何が心と健康を蝕むのか．医学書院，東京，2006，pp. 150-160.
7）川井正久，王永鋒：針灸時間治療学―子午流注法―．谷口書店，東京，1989.

第2節　生命論と鍼灸医学

　　　　生命論を大きく分けると，機械論，生気論，有機体論の3つになります．医学を理解するには，その基盤をなす生命論について，少なくともその概要を知ることが必要です．ここでは3つの生命論について概説するとともに鍼灸医学のそれと関係が深いと思われるベルタランフィの一般システム理論，ケストラーのホロン学説，清水のバイオホロニズムについて概説し，それらを基に鍼灸医学の生命論の特徴を検討してみました．

1．3つの生命論

機械論，生気論，有機体論の3つの生命論について概説します．

1）機械論的生命論

　生命を含めた世界の仕組みを物質とその運動だけで捉えようとする試みは古くからあり，古代ギリシャのデモクリトス（BC470年頃）の原子（アトム）論がよく知られています．デモクリトスはこれ以上分割できない究極の原子が存在し，その集合と運動によって世界のあらゆる物や現象を捉えようとしました．したがって人間の魂の働きをも原子の運動によって説明できるとしました．

　このような考え方は，時を経てルネサンスの科学的精神を醸成し，機械時計の発明を契機に様ざまな機械的諸技術の発展を促しました．そして，その潮流は，17世紀前半のデカルト（1596-1650）に受け継がれ，近代の機械論が始まりました．

　デカルトは，動物も植物もすべて物体であり，同様に人間の身体も物質であると
し，その仕組みの原理は機械に等しいとしました．例えば心臓はポンプ，血管は
チューブ，肺はふいご，筋肉と関節はベルトと滑車などといったように，すべての
パーツの仕組みは機械の原理で説明できるとし，感覚や感情も神経という微細な管
により脳に伝達されて生じると捉えました．図1-6は，そのことを痛みの伝達と逃
避反射を例として示したものです．

　このようにデカルトは人間の身体を機械とみなしましたが，人間には物質には還
元しえない思考する精神があるとし，人間は単なる機械ではないとも捉えていまし
た．有名な「我思う，ゆえに我あり」（コギト・エルゴ・スム cogito ergo sum）に
みられるように，すべてを懐疑的に捉え，排除しようとしても疑っている自分の存
在は排除できないとし，思考する精神の存在は否定できないと述べています．これ
がデカルトの「精神」と「物質」の二元論，すなわち「心身二元論」です．このデ
カルトの心身二元論は，その後の科学，医学の発展に大きく寄与することになりま
す．今も現代西洋医学は，心身二元論を主軸としています．

　デカルトの機械論をさらに先鋭化し，人間は機械であると提唱したのが，ラ・メ
トリ（1709-1751）です．ラ・メトリは徹底した唯物論の立場に立って往時の医
学・生理学の知識を活用し，「心」も含めた人間のすべては機械であると唱え，

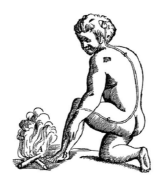

図1-6　デカルトの痛みの伝達と逃避反射
デカルトは足が火に触れると痛み感覚が生じ，逃避反射を起こすことを説明しようとし
た．炎の"微粒子"が足の皮膚に動きを生じさせ，"動物精気"が管状の神経に流れ込み，
足を引くという反射を引き起こす．また動物精気は脳室から松果体に入り意識（痛みとい
う情動）を引き起こすという．（池田瑞穂：痛みの文化人類学. https://navymule9.sakura.ne.
jp/990315pain.html より）

1747 年に『人間機械論』を著します．しかし，往時の機械モデル（時計や単純な自動人形など）でもって人間の精神現象を機械論的に説明することはできなかったようです．

デカルトやラ・メトリの機械論的生命論は，時を経て臓器移植に繋がります．人間は機械のようにパーツの集合体であるとし，故障したパーツを取り換えればよいといった考え方に発展していきます．その究極が臓器移植です．心臓が故障すれば心臓移植を，腎臓が故障すれば腎移植をといったように，臓器移植は現代西洋医学の素晴らしい成果を象徴するものとなりました．

そして臓器提供による臓器移植の壁を超えるものとして，ES 細胞や iPS 細胞による再生医療が急速に進歩してきました．実際に iPS 細胞による再生医療として加齢黄斑変性の患者に iPS 細胞から作った網膜色素上皮細胞の移植手術が行われました．また，パーキンソン病や脊髄損傷などにおいても臨床応用が進められています．

2) 生気論的生命論

生気論は，生命現象を物理化学的に説明することは不可能であるとする生命論です．機械論では，生命現象を自然科学で解明し説明できるとしましたが，生気論では生命現象は物理化学や数学などに還元できないとし，特別の法則によって支配されていると捉えました．このような観点に立つ生気論はときに宗教的色彩を帯びたものと批判されることがありました．

20 世紀に入り，ドリューシュ（1867-1941）はウニの受精卵が細胞分裂して二胚葉になった卵の細胞をバラバラにしても，それぞれの細胞は分裂を続け，完全なウニの幼生になることを発見し，発生の初期には生命独自の調整能力があると主張し，新生気論を提唱しました．この知見に立って，ドリューシュは機械論では生命現象を説明できないと主張し，要素還元的な枠組みを越え，生命を全体論的に捉えることの重要性を主張しました．

メ　モ　iPS 細胞とは

山中伸弥教授グループは，人間の皮膚や血液などの体細胞に 4 つの遺伝子（Oct3/4，Sox2，Klf4，c-Myc）をレトロウイルス・ベクターを使って導入し，培養することで様ざまな組織や臓器の細胞に分化する能力を有する多能性幹細胞になることを発見し，世界で初めて作製に成功した．この細胞を iPS（induced pluripotent stem cell：人工多能性幹細胞）と命名した．

　このように機械論的生命論と生気論的生命論とは対極をなし，両者は対立しましが，新たな生命論を誕生させる土壌を醸成しました．そして，第二次世界大戦以後，機械論でも生気論でもない新しい生命論である有機体論が誕生しました

3）有機体論的生命論

　新生気論は要素還元的な枠組みを越えて，生命を全体論的に把握しようと，ドリューシュやホールディング（1892-1964）らが提唱した生命論です．この生命論は全体論へと発展し，有機体論の誕生に繋がります．

　有機体論は全体論の観点から情報理論やサイバネティックスなどのエレクトロニクスの諸学問を基にして構築された生命論のパラダイムで，システム論を基礎としています．その代表がベルタランフィ（1901-1972）の一般システム理論です．

（1）一般システム理論

　ベルタランフィは，生物をバラバラにしてしまうと死んでしまい，それらを元のようにくっつけても生き返らないこと，すなわち「要素の単純総和は全体と等しくない」として生物は機械とは異なるものであることから要素分析的科学主義に強い抵抗を示し，「一般システム理論」を提唱しました．以下は「一般システム理論」の概要です．

　システム（system）とは，「系」という用語で表されているように，相互に影響を及ぼし合う要素から構成されるまとまりや仕組み全体を指します．例えば情報システム，販売システム，金融システムなどのように日常でもよく使う用語です．医療では，医療システム，体内システム，神経システムなどです．

　このように様々な分野でシステムという用語が使われていますが，これらの個別システムは具体的に構成された実体ですので，システムという概念をあまり問題にしなくてもその実体によってシステムであることを示すことができます．

　しかし，様々な個別的なシステムであっても共通する構造や性質があるはずであるとして，ベルタランフィは具体的な個別のシステムに存在する一般的性質だけを取り出し，数学的な実体として示すことを試みました．それがベルタランフィの「一般システム理論」です．

　では「一般システム」はどのようなものかについて，ベルタランフィは「ある共

通の目的に奉仕する複数の要素と要素間の相互依存関係よりなる複合体」と定義し，一般システム理論を「一般システムにおける行動の基本的性質をみいだす科学的操作であり，様ざまな個別システムの理論を抽象化された水準で統一的に理解することを可能にする新しい学問である」としました．言い換えると，個別システムの相互間のインターフェイスの役目を果たすのが一般システム理論です．

　ベルタランフィによれば，各種の個別システムはある水準（レベル）で位置づけられるシステムであり，他の水準のシステムとも共通する一般的な性質を持っていると言います．この観点に立ってベルタランフィは，システムのそのような共通する一般的性質を実証的に見出し，それを水準によって類別する基準を示す理論を見出し，これを「一般システム理論」として提唱しました．

　ベルタランフィによれば，生体は「相互に作用し合う諸要素の複合体」であるとし，システムに他ならないと捉えました．そして，生体の部分要素は全体によって規定されているが，全体から切り離された部分要素は全体とつながりをもっている場合とは異なる在り方を示す場合があるとし，さらに全体は部分とは違った特性と行動を示すことがあることを示し，生命は個体として組織されたシステムに結び付いた全体現象であると捉えました．

　このように生体も機械と同じようにシステムではあるが，生体システムの特性として自己調整作用と自己組織化があることから，**表1-2** 示すように水準の異なるレベルに位置づけられるシステムであると述べています．

　このようにベルタランフィの一般システム論に代表されるように，生体をシステムとして捉え，システムの共通特性と各水準で特徴づけられる固有な特性を理論化することによって新たな生命論が展開されることになりました．

2.「ホロン」による生命論

1）ケストラーのホロン学説による生命論

　ホロン（holon）とは，ケストラー（1905-1983）によって提唱された新しい用語です．ホロンはギリシャ語のホロス（holos，全体）にオン（-on，これは部分とかを表す接尾語）をつけたものです．

　ケストラーは「生物体と社会とは，次つぎに低次の亜全体に枝分かれしていく半自律的な亜全体の多段階的階層性である．これら亜全体という中間的な存在は，そ

表 1-2　システムの階層

システムの階層構造
1. 静的な構造（静的構造レベル）
2. 時計仕掛け（単純な動的構造レベル）
3. 調節制御機構（複雑な動的構造レベル）
4. 開放システム（自己組織構造レベル）
5. 下等な動物（植物レベル）
6. 動物（動物レベル）
7. 人（人間レベル）
8. 社会-文化システム（社会構造レベル）
9. シンボル・システム（超越社会構造レベル）

ベルタランフィによれば，生体は機械と同じシステムではあるが，生体システムの特性として自己調整作用と自己組織化があることから，水準の異なるレベルに位置づけられるシステムである．なお，表中の（　）はホールディングの 9 段階の構造レベルを示したものである．（表は文献 11 から作表）

れより下位のレベルにあるものに対しては自己完結した全体として機能し，上位のものに対しては従属的な部分として振る舞う」と述べ，半自律的な亜全体を表す概念としてホロンという言葉を使用しました．図 1-7 は，ホロン学説の概念図を示す．

　つまりホロンは，「全体性」と「部分性」，「自律性」と「従属性」というヤヌス的特徴（ローマ神話のヤヌスは反対に向いた二つの顔を持っている神）を指します．言い換えるとホロンは，主人の顔と召し使いの顔を持っているのです．これをケストラーは「ヤヌス効果」あるいは「ヤヌス原理」と呼びました．

　ケストラーのホロン学説が示すように，生物体は「物理化学的プロセスのモザイク状の集合」ではなく，「細胞下レベルから上のメンバーが，自己調節の仕組みを備え，密接に統合された構造」であると捉え，各階層のレベルでは各ホロンは自己主張的傾向（主人としての振る舞い）と全体帰属的傾向（召使としての振る舞い）を示し，これが一種の動的平衡の状態を維持し，安定した状態を形成すると述べています．それが，なんらかの原因で各ホロン間の協調が崩れ，ホロンが全体の利益を無視して自己主張をしはじめると階層性に無秩序が形成され，異状状態に陥るとしています

　一般的には個体は不可分で自己完結なユニットですから，それ自体単独で独立して存在することができます．しかし，ケストラーによれば，人間も 1 個のホロンで

あることから，単独で独立して存在する個体はどこにも存在しないとし，あるのは相互依存と協調であると述べています．

　このようにケストラーは，生体をシステムとして捉え，システムの階層性とホロンの性質を基調に有機体論的な観点から生命論を展開しました

2)　清水　博のバイオホロニクス

　ケストラーは，図1-7 に示すように生体を多段階階層性として捉え，階層的に下位のレベルに属するシステムがその上位のシステムの要素になっているという意味で「ホロン」という概念を導入しました．これに対して清水（1932-）は「個」であると同時に「全体」としての性格を持つ「ホロン」の存在を主張し，バイオホロニクスという新しい概念を提唱しました．

　清水が提唱するバイオホロニクスとは，「生きているシステムをホロンの集まりという観点から捉える科学」であり，要素還元論，全体論を越えて「生きている状

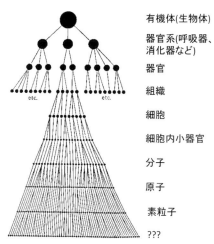

有機体(生物体)

器官系(呼吸器、消化器など)

器官

組織

細胞

細胞内小器官

分子

原子

素粒子

???

図 1-7　ケストラーのホロン学説の概念図

図は低次の亜全体に枝分かれしていく半自律的な亜全体の多段階的階層性を示す．例えば肝臓は，動物個体から見れば「部分」であるけれども，肝臓という器官から見れば，一つのまとまった機能を持つ「全体」である．同じようなヒエラルキーの関係は，組織と細胞，細胞と細胞内小器官（リボゾーム・ミトコンドリアなど）などの間にも成り立つとする．（アーサー・ケストラー：田中三彦，吉岡佳子・訳：ホロン革命．工作舎，東京，1983．より引用）

態」をより深く理解するための新しい考え方であると述べています.

　一般的には生きているシステムから単離してきた要素の多くは, システムの中と異なる内部状態をとるので要素の性質は変わります. このことを例をもって単純化すると「生体にある胃の性質」と「取り出した胃の性質」とは必ずしも同一ではないということです. したがって単離した要素の性質をいくら調べてもシステム全体の性質を理解するのに十分な情報が得られないということです.

　清水はこのような観点から要素還元論には限界があるとし,「生きている状態」を理解するにはシステムの性質とともに, そのシステムの中での要素の性質を一緒に理解することが必要であると述べています.

　清水によれば,「生きている状態」を示すことができるシステムとは, 程度の差はあれ, 選択的な内部状態をもつ協力的な要素から作られている. そして, そのような性質をもつ要素に特定のタイプの内部状態を選ばせる働きをするものが情報であるとし, この選択的な内部状態をもつ協力的な要素を「ホロン」と呼びました.

　清水はこの協調性のある要素である「ホロン」は, 個性と自律性をもち, どのように協調するかについては選択する自由があり, この自由な選択性によって「ホロン」はシステム全体における秩序形成に自主的に参加し,「全体」を形成していくことができると捉えました.

　清水が唱える「ホロン」は,「個」であると同時に「全体」の性質を有するもので, ケストラーのいう「全体性」と「部分性」,「自律性」と「従属性」というヤヌス的特徴を持つホロンとは異にする性質を有すると述べています.

　また, 清水は「生きている状態」の特徴として「自己組織化」と「ゆらぎ」をあげています.「自己組織化」(self-organization) とは生命の秩序を自分で作ることをいい, この秩序は決して上からの命令によって作られるものではなく, 構成要素 (ホロン) の協同作用によって, 下から動的に生み出されるものであるという.

　このことについて, 清水は心臓を例に挙げて説明しています. 心臓はまるで 1 個の細胞のようにゆっくりとしたリズムで拍動していますが, これを一つひとつの心筋細胞に分離すると個々の心筋細胞はそれぞれ異なるリズムで拍動し始めます. しかし, これらの細胞を互いに接触させると全体が同調して一定の周期で拍動するようになります (**図 1-8**). これを「引き込み現象」といい, 自己組織化の重要なメカニズムであると指摘しています.

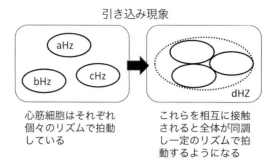

図1-8　引き込み現象

心筋細胞 a, b, cHz はそれぞれ個々のリズムで拍動しているが，これらを相互に接触させると全体が同調し一定のリズムで拍動するようになる（dHZ）．引き込み現象とは，このような現象をいう．

　心臓の例で分かるように自己組織化は構成要素（ホロン）間の協調的な働きによって行われるものです．そして自己組織化によって創られた集合全体としての秩序，あるいは機能は個々のホロンに影響を与え，ホロンと全体の間にフィードバックのループを形成します．つまり自己組織化によって形成された全体としての秩序は，ホロンに対して情報的に影響し，ホロンはこの情報に対して協調的な働きを選択し，再度秩序形成（新しい秩序も含む）に自主的に参加します．

　この自主的選択性を「ホロン」の「ゆらぎ」と清水は捉えました．そして，秩序形成のループの中でさらに他のホロンとも関連をもつようになり，他のホロンの影響を受けるようになります．こうして秩序形成のループがまわり始めるとホロンは「個」であるとともに「全体」であり，また，各ホロンの間に自他の区別が消失することになると清水は述べました．

　清水はこのような「ホロン」と秩序形成ループが階層構造をつくっているのが「生きている自然」であると述べています．生きている自然の階層構造において，下位のホロンは上位のホロンに対し要素（個）であり，上位のホロンは下位のホロンからみれば大きな秩序を保っている全体です．そして，この二つの階層をつなぐものが秩序形成のフィードバック・ループであると述べています（**図1-9**）．

　しかも，そこにはホロンの「ゆらぎ」による自己組織化の柔軟性があり，柔らかい安定的な秩序を形成する特徴があります．「ゆらぎ」というものは，急激な環境変化が起きてもそれを吸収し，それに適した機能パターンをつくります．したがっ

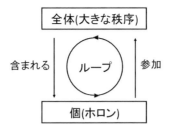

図 1-9　ループをもつ階層構造

心臓の例で分かるように自己組織化は構成要素（ホロン）間の協調的な働きによって行われる．そして，自己組織化によって作られた集合全体としての秩序，あるいは機能は個々のホロンに影響を与え，ホロンと全体の間にフィードバックのループを形成する．つまり自己組織化によって形成された全体としての秩序は，ホロンに対して情報的に影響し，ホロンはこの情報に対して協調的な働きを選択し，再度秩序形成（新しい秩序も含む）に自主的に参加する．（清水　博：ホロンとしての人間．ミクロコスモスへの挑戦，中山書店，東京，1984．より引用）

て，外部の要因が複雑に変化する環境では「ゆらぎ」をもつシステムが要求されます．まさに「生きている状態」とは「ゆらぎ」のある状態です．もしなんらかの原因でホロンの自主的な選択性が硬直化し，「ゆらぎ」の幅が小さくなっていくと秩序の固形化が生じ，安定性のないシステムに変容し，外部への適応能力が脆弱になります．

　以上が清水の提唱するバイオホロニクスの生命論の概要です．この生命論も基本的にはシステム論の立場をとっています．ベルタランフィやケストラーらと異なる点は，要素（ホロン）と全体を単に階層的な主従関係のシステムとしてではなく，要素であるとともに全体であるといった東洋の思想が生きづいている点に特色があります．

　清水自信も自著の中で「実は，このことは（個と全体は分けられないことについて）東洋の思想，たとえば仏教とか禅がすでに主張してきたことです．」と述べ，さらに［「人間を包む生命がある」という直感には，「生きている自然」についてのきわめて正しい理解があると私は思っています．］と述べています．

3. 鍼灸医学の生命論

　鍼灸医学における生体システムの主となる基本的構成要素は，十二の臓腑（六臓六腑）と十二の経脈（十二正経）です．それぞれの経脈は臓腑に属し，十二の臓腑-

経脈ユニットをつくります. 十二の臓腑-経脈ユニットは順序に従って絡脈を介して連結し, ひとつの臓腑-経絡系という機能環を形成します. なお, 十二正経は経穴を有することから臓腑-経絡経穴系とも言います.

　この臓腑-経絡経穴系は, その経路の中を「気(氣)」と「血」がめぐり, 生体情報を全身に伝えるとともにエネルギーを運ぶシステムです. この生体システムは経絡経穴系以外に奇経, 経別, 経筋, 皮部を備え, 経絡経穴系の機能を補完します. なお, 経脈, 絡脈, 経別, 奇経, 経筋, 皮部を含めて経絡系統と呼んでいます.

　しかも驚くべきことに臓腑-経脈ユニット間には相生(フィードフォワード)と相剋(フィードバック)の制御系が組み込まれており, それにより生体はゆらぎながらも動的平衡を保ち, 安定した秩序を維持します. すなわち, 臓腑-経絡経穴系は制御機能を組み込んだ生体システム系であり, このシステムは外界との情報交流により, 環境変動にゆらぎながら適応することができる, そうしたダイナミズムを有しています.

　このように安定した秩序を創るシステムには, 制御系の装置は不可欠です. そして外界との情報交流により新しい秩序を自己組織的に創ることができるとした生命論が鍼灸医学の特色です.

　中国戦国時代の五行相生・相剋の時代を超えて制御システムについて新しい概念を提唱したのがノバート・ウィーナー(1894-1964)です. ウィーナーは機械も生物もある目的を達成するために構成されたシステムであると考え, それらが目的に合った振る舞いをするとみなしました. それらの振る舞いに注目すると生物も機械も同じで, 情報をどのように伝え, それをどのように処理し, その結果を用いてどのように制御しているかという観点で一般化できると考え, サイバネティックス(cybernetics)を提唱したのです.

　しかし, 機械は新しい秩序を創ることができる生物とは根本的に異なるものです. 生物は, 自己組織化により新たな秩序を形成することができます. その意味において生物は, ベルタランフィやホールディングが提唱したシステムの階層では高い階層に位置づけられます(**表1-2**). その点, ウィーナーのサイバネティックスは, 人間機械論的な捉え方です(実際にウィーナーは1950年に『人間機械論:人間の人間的な利用』を出版).

　なお, 制御系の理論は, 五行の相生, 相剋にすでに見ることができます(**図**

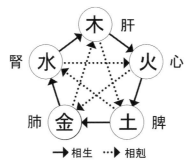

図 1-10　五行の相生と相剋

五行の相生（ポジティブフィードバック）と相剋（ネガティブフィードバック）により，それぞれの臓腑-経脈間は循環的制御により動的に安定した秩序（健康状態）を形成する.

1-10). 五行の相生（ポジティブフィードバック）と相剋（ネガティブフィード
バック）により，それぞれの臓腑-経脈間は循環的制御により動的に安定した秩序
（健康状態）を形成することができます. そして全体の系は，外界との情報交流に
より，より安定した秩序を創るように機能します.

　これまで述べてきたように，鍼灸医学の人体（生命）の捉え方は，決して閉鎖し
た硬い系ではなく，外界と呼応する動的な柔らかい開放系であること，しかも人体
が柔軟な構造の系であるためには，外界（宇宙）との情報交換がなければならない
とし，宇宙との「気（氣)」の交流によって人体は宇宙と呼応して協調的に作用し，
外界の変化に適応し，調和した秩序を形成するダイナミックな系であることが理解
されます.

　それは「自然との調和」を重視する「天人合一」を理想とした古代中国の思想や
科学的思考が目指したものです. その観点は，要素（ヒト）でありながら全体（宇
宙，外界）であるとするバイオホロニクスのホロンと通底するものではないかと思
われます. その意味において，鍼灸医学は清水が重視した「生きている状態」，す
なわち変転きわまりない流動的なゆらぎを対象とした人間の医学であるといえま
しょう.

参考文献
 1）杉靖三郎，石田周三・編：人間の生態. 中山書店，1956.
 2）谷川多佳子：デカルトの動物機械論. フランス語フランス文学研究，1979，35：1-9.

3）本多栄太郎：デカルト哲学と生体機械論，愛知県立大学学術リポジトリ，2006, 38：69-94.
4）香川知晶：デカルトの機械論と「人間」の問題―「聖体の秘蹟」Eucharistia をめぐって．哲学．1980, 30：123-133.
5）林 隆博：人間機械論．チャイルドリサーチネット，2009. https://www.blog.crn.or.jp/report/04/34.html
6）ド・ラ・メトリ：杉 捷夫・訳：人間機械論．岩波文庫，岩波書店，東京，1957.
7）八代嘉美：ips 細胞―世紀の発見が医療を変える．平凡社新書，平凡社，東京，2008.
8）岡田安弘：現代生命科学の発展と西田の生命論．日本哲学史研究，京都大学大学院文学研究科日本哲学史研究室紀要，2012, 9：75-101.
9）フォン・ベルタランフィ：長野敬，飯島衛・共訳：生命，有機体論の考察．みすず書房，1974.
10）フォン・ベルタランフィ：長野敬・訳：人間とロボット．みすず書房，東京1971.
11）フォン・ベルタランフィ：長野敬，太田邦昌・訳：一般システム理論．みすず書房，1973.
12）メサロヴィッチ・編：一楽信雄，坂本実，野村弘光，村田晴夫・訳：一般システム理論の研究．日本能率協会，1971.
13）鈴木健之：一般システム理論序説．日本経営出版，1972.
14）アーサー・ケストラー：日高敏隆，長野敬・訳：機械の中の幽霊．ぺりかん社，1969.
15）清水博：生命システムと情報．NHK 市民大学 4 月― 6 月期，日本放送出版協会，1987.
16）清水博：生命を捉えなおす，生きている状態とは何か．中公新書，4 版，1987.
17）清水 博：生命と場所，意味を創出する関係科学．NTT 出版，1992.
18）山口陽子：石井威望，小林登，清水博，村上陽一郎・編集：生命リズムと引き込み，生命現象のダイナミズム．中山書店，3-33，1984.

第3節　ホログラフィと鍼灸医学―部分（局所）と全体 ◇ ◇ ◇

　　近年，局所に全体の情報が書き込まれているというホログラフィ理論がガボール・デーネシュにより提唱され，その理論の妥当性が実証されました．もともとホログラフィは光工学分野の学問ですが，医学分野にも影響を及ぼし，記憶や思考機能もホログラフィによるものであると類推し，ホログラフィ脳科学（Holography Brain）が提起されました．
　　一方，鍼灸医学においては，脈診や腹診，面診などのように身体の特定部分（局所）に全身を投影して診察を行います．また耳鍼療法のように耳

介部位で身体各部の治療を行います．このように鍼灸医学の診療は，ホログラフィックな側面を有しています．

1. ホログラフィとは

　ホログラフィ理論は，ガボール・デーネシュ（1900-1979）によって構築され，レーザの発明によりその理論の妥当性が実証されました．

　ではホログラフィ（Holography）とは何かと言えば，それは三次元の空間情報を二次元像上に保存する技術で，その像をホログラム（Hologram）と言います．一般的な二次元画像（写真など）には，光の強度情報（明るさ）のみが保存されていますが，ホログラムでは光の位相情報（光がくる方向）も保存されます．したがって通常の写真はそのフィルムから二次元像しか再生できませんが，ホログラフィによって得られたフィルムでは空間に三次元像を再生できます．

　このように通常の写真技術によるフィルムとホログラフィによるフィルムとの違いは，そのフィルム上に記録された情報の質と量にあります．通常の写真法では，写す物体の一点一点，レンズを通してそのままフィルム上に投影し，記録します．記録する情報は，各点の光の強さです．したがってフィルムの像の一部を切り取れば，再生される画像も切り取られた像が映し出されます．

　これに対しホログラフィ法ではレンズを使用しないため物体の一点からの情報がフィルム上のあらゆる部分に散乱します．つまり物体のすべての部分からの散乱光がフィルムのあらゆる部分で重なり合い，それぞれの点において光干渉による干渉縞が記録されます．したがってフィルム上には写した物体の画像は描かれず，単に幾何学模様の縞が記録されているにすぎません．

　その仕組みは，次のように説明されます．ホログラフィの技術では，物体から発せられた情報を含む光を「物体光」と呼び，これを感光媒体に照射すると同時に，「参照光」と呼ぶ別の光を感光媒体上で重なるように照射します．この時，2つの光が干渉しあい干渉縞を生じます．この干渉縞の明暗パターンに従って感光媒体が，縞模様に感光されます．これをホログラムと呼び，物体光に含まれた情報（光の強さと光のくる方向）を記憶しています（**図 1-11**）．したがって，ホログラムにはフィルム上の一点一点に全画像の情報が記録されるので，フィルムの一部からでもほぼ完全な元の画像が再生できるのです．

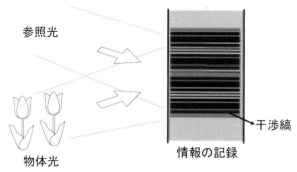

参照光

干渉縞

物体光

情報の記録

図1-11　ホログラフィの原理

2つの光（物体光と参照光）の干渉により，ホログラム用のフィルムに光の強さのみでなく光のくる方向も記録することで奥行きをも出すことができる．すなわち三次元画像の情報を記録することができる．（図はNTT技術ジャーナル，ホログラフィとは何ですか，2004. 6より一部引用）

2. 生体におけるホログラフィ・モデル

　もともとホログラフィは光工学分野の学問ですが，その理論はいろいろな科学分野にも影響を及ぼしました．ホログラフィ理論が生体に用いられたのは，ラッシュレー（1890-1958）の記憶に関する研究が契機のようです．

　ラッシュレーは記憶の局在を究明するためにラットの脳を部分的に切除し，回復後の記憶喪失を調べたところ，全脳の80％切除しても記憶が喪失されないことを発見しました．そして彼はこのことについて，脳における記憶痕跡は局在しているのではなく，脳全体に広がっており，それは「干渉波」によって行われると考えました．

　しかし，ラッシュレーの説はほとんど顧みられることはありませんでしたが，脳の機能を理解するためにはホログラフィ理論がいかに重要であるかを示したのがカール・H・プリブラム（1919-2015）です．彼によってラッシュレーの業績が日の目を見ることになりました．

　プリブラムはホログラフィの特性と脳の機能の類似性に着目し，次のような実験を行いました．それは視覚の実験です．目のレンズで集められた光は網膜に結像し，その情報は視神経を通じて大脳視覚領に伝達され，そこで始めて対象物が認識されます．ところがラットの視覚領の皮質を80％除去しても，図形の弁別能力は

損なわれることはなかったことから，視覚は対象物と同じ像が大脳皮質に写っているという考え方では説明できないとし，それは視覚系のどの部分が破壊されようが関係なく，全般的な認識にはほとんど差を生じないことからホログラフィと同じメカニズムによるものとプリブラムは考えました．そしてさらにプリブラムは記憶や思考機能もホログラフィによると類推し，ホログラフィ脳科学（Holography Brain）を提起しました．

　ホログラムは小さな部分に多量の情報を記録することができます．しかも情報再現機械にかけると一瞬のうちに三次元画像，色情報を再生することができます．さらに時間的空間情報も記録することができるので，動く三次元画像さえも再生できます．

　このようなホログラムの特性は，脳の中での記憶や情報処理の効率を説明するのに非常に魅力的であり，ここに脳ホログラフィ理論の重要性があるとプリブラムは述べています．そして，プリブラムは「では一体＜何もの＞が脳のホログラムを見つめ，それを解釈しているのであろうか」といった疑問を抱き，実在の世界も一つのホログラムにすぎないと仮定し，真の実在の存在を示唆しました．

　脳のホログラフィ・モデルの真偽や科学性はともかくとして，部分と全体との関係について，新しい見方，すなわち部分でありながら全体であるという観点を提唱したことは間違いないことです．

3．ホログラフィ・モデルと鍼灸医学

　「部分（局所）に全体の情報が記録されている」と捉えるホログラフィ・モデルを援用すると，鍼灸医学の診察，治療を比較的容易に理解できます．

　鍼灸臨床では，身体の特定部位で診察（脈診，腹診，舌診，足底診）することにより，どの臓腑に異変があるかを判定します．図 1-12 に脈診，腹診，面診を示します．いずれの診察法も身体の特定部位に全身を縮約投影させ，どこにどのような異変があるかを検出しようとします．

　脈診や腹診を例に挙げて説明しますと，脈診については，鍼灸医学では六部定位の脈診（図 1-12）と脈状診の所見から，どの臓腑，経脈にどのような異変があるかを判定します．一方の現代医学では，脈拍数，脈拍のリズム（整脈，不整脈など），脈圧，動脈の硬さなどの所見から循環器系の異変を推察します．また，腹診

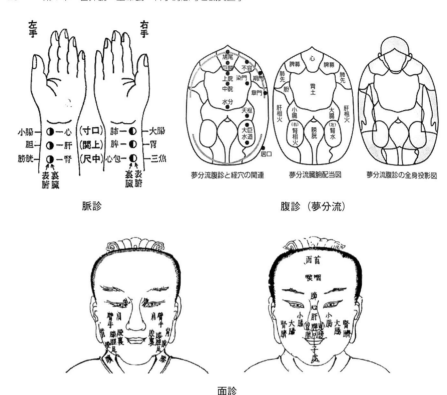

脈診　　　　　　　　　　　　腹診（夢分流）

面診

図1-12　鍼灸医学おける部分と全体―脈診・腹診・面診

脈診，夢分流腹診，面診を示す．それぞれ身体の一部分に臓腑を縮約して投影し，局所で
全身のどのところに異変があるかを診る．（脈診の図は岡部素道：鍼灸経絡治療，績文社，東
京，1974．腹診の図は篠原昭二・和辻直・北出利勝・編集：新しい鍼灸診療，第2版2019[3]．面
診の図は趙海浜の『類経図翼』よりそれぞれ引用）

についても同様で，鍼灸医学では臓腑の異変を診るのに対して，現代西洋医学では
臓器の異変を診ます．

　このことは治療法においても同様で，部分に全身が縮約投影されていることか
ら，全身の様ざまな部位の治療を特定の部位で行います．その代表が耳鍼療法です
（図1-13）．

　耳に全身が縮約して投影されているとして，変調のある部位に相当する耳穴を選
穴して鍼や触圧刺激を行います．この他に眼鍼療法，足反射帯療法なども同様です．

　このように鍼灸医学では，身体の診察や治療を特定の部位で行いますが，その思

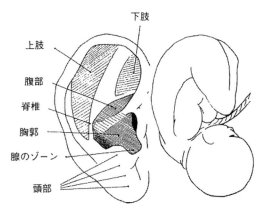

　　　　　　　図1-13　耳鍼療法
左図に示すように耳介に全身を投影させ，治療穴（ツボ，約110穴）を定めている．症状や病態に応じてツボに鍼等で刺鍼する．わが国では肥満や美容鍼灸でよく用いられる．アメリカの軍隊では戦場での傷害に伴う痛みの治療に耳鍼（Battle field acupuncture）が用いられている．（向野義人・監訳：Nogier博士の耳介治療ハンドブック．シービーアール．東京，2012．より引用）

考は「部分（局所）に全体の情報が記録されている」というホログラフィ・モデル的です．

　私たちの細胞もホログラムと同様で，細胞のDNAはすべて同じですが，細胞が分裂を繰り返す過程で筋肉組織や神経組織などと様ざまな組織が作りだされます．その仕組みはそれらの組織を作るのに必要なたんぱく質を作る遺伝子のみが働くからです．つまり遺伝子の使い分けによります．

　それを操るのがエピゲノムです．つまり「遺伝子の使い分け」を発生させる仕組みがエピゲノムということですが，すべての細胞は人体のすべての組織になりうる情報を保有していることには違いがありません．言い換えれば一つひとつの細胞が

メ　モ　エピゲノムとiPS細胞

DNAの塩基配列を変えることなく，遺伝子の働きを決めるしくみをエピジェネティクスとよび，その情報の集まりがエピゲノムである．山中伸弥博士が作製したiPS細胞は，皮膚の細胞に4つの遺伝子を導入して作製した人工的な多能性幹細胞（iPS：induced pluripotent stem cell）で，人体のあらゆる組織や臓器の細胞に分化させることが可能である．すなわちiPS細胞は，もともとの皮膚の体細胞のエピゲノムが書き換えられて万能細胞に作製されたものである．（国際ヒトエピゲノムコンソーシアム（IHEC）日本チームのHP参照）

ホログラムなのです.

　このことをマクロ的に捉えて, 身体の特定部位において全身を診ること, あるいは治療することができるとしたのが鍼灸医学の診察法であり, 治療法なのです.

参考文献

1) 石川光男：ニューサイエンスの世界観—二十一世紀へのパラダイム・シフト. たま出版, 東京, 1986.
2) 丸山敏秋：ホログラフィー理論と東洋的身体観. つくばリポジトリ, 倫理学, 1984, 2号, 13-28.
3) 八代嘉美：iPS細胞—世紀の発見が医療を変える. 平凡社新書, 平凡社, 東京, 2008.

第4節　古代中国科学と鍼灸医学

　　　鍼灸医学は非科学であるとの指摘に対して「非科学ではなく未科学」であると主張されてきました. そのことを受けて未科学を科学にするために「鍼灸医学の科学化」が叫ばれ, 科学化は今も進められています. 鍼灸医学は非科学ではなく未科学である, また近現代の科学とは異なる科学である, などの議論を踏まえて鍼灸医学の科学を特徴づける科学的思想や科学的思考について山田慶兒の論述を基に概説します.

1. エスノ・サイエンスとしての古代中国科学

　「科学」という概念には「近代科学」の意味としての狭義の科学と,「それぞれその社会と文化はいずれも固有の科学をもち, 科学はその社会と文化の維持に不可欠な機能の一部をはたしていく」といった広義の科学の2つがあります. 古代中国の科学は, 山田*が指摘するように後者の科学に属します. この科学を文化人類学者は「エスノ・サイエンス」(ethnoscience) または民族科学と呼んでいます.

***山田慶兒**：専門は東アジア科学史. 京都大学名誉教授, 国際日本文化研究センター名誉教授. 代表的な著書は, ①『未来への問い 中国の試み』筑摩書房, 1968, ②『混沌の海へ 中国的思考の構造』筑摩書房 (のち朝日選書), 1975, ③『夜鳴く鳥 医学・呪術・伝説』岩波書店, 1990, ④『制作する行為としての技術』朝日新聞社, 1991, ⑤『中国医学の思想的風土』潮出版社, 1995, ⑥『中国医学の起源』岩波書店, 1999, ⑦『中国医学はいかにつくられたか』岩波新書, 1999. 等

　エスノ・サイエンスとは,「それぞれの民族の文化や社会に根拠をもつそれぞれ
の民族がもつ固有の自然科学認識からうまれる概念や実践のこと」（池田光穂）,
「個々の文化圏では, それぞれその土地の自然環境や民族の価値観に基づいて組み
立てられた認識の体系が発達するとする考え方」（新辞林）と説明されています.
すなわち近代社会以外のそれぞれの社会と文化における固有な科学のことであり,
その実践が社会と文化の維持に不可欠な機能の一部を担っているものです.
　「社会と文化の維持に不可欠な機能」という観点に立てば, アフリカのある部族
の科学であろうと, 中国やギリシャの科学であろうと, すべてエスノ・サイエンス
であり, 価値的には等価であると言えます. つまりそれぞれの民族の文化や社会に
は, それぞれの風習, 制度, 経済, 政治, 宗教などがあり, それらと深く結びつい
た科学であることから言えば, 近代科学と称される西洋の科学であっても一民族の
科学と言えます. したがって, ある部族や国の科学であっても, 科学として等価で
あり, 優劣は存在しないことになります（山田慶兒）.
　図 1-14 は, ボルネオ（インドネシア）のノーモンを示します. ノーモンは影の
動きを観察する（太陽の位置を知る）ための棒のことで, ボルネオでは田植えの季
節を決めるのに使われていました. つまりノーモンは日時計です. このノーモンに
よる日時計は, ボルネオの部族にとって生活と深く結びついた科学であり, エス
ノ・サイエンスです.
　エスノ・サイエンスは, ボルネオのノーモンにみられるように, それぞれその土

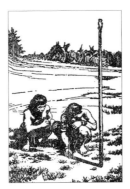

図 1-14　ボルネオのノーモン
ノーモンは影の動きを観察するための棒のことで, 棒の影の動きから太陽の位置を知るこ
とができます.（図は山田慶兒：パターン・認識・制作, 科学史のすすめ. 1970[1]より）

地の自然環境や民族の価値観に基づいて組み立てられた民族科学であることから，近代科学のように社会と文化を越えて普遍的な価値や認識を作ることはできないと山田は指摘しています．

　周知のように近代科学（science）の始まりは，ギリシャです．ギリシャにおいて科学は，自然現象を体系的に理解しようとした学問でした．しかしながら時代の推移とともに科学はより自然科学領域に特化され，要素還元主義を基本として発展していき，そこにはエスノ・サイエンスのような社会と文化とが深く結びつく価値観は入り込む余地がありませんでした．

2.　流動的で複雑な諸現象へのアプローチ

　自然および人間，社会というものは，複雑で流動的です．しかし，近代科学は，検証可能な科学として再現性，客観性，普遍性を重視する立場をとることから，流動的な諸現象を科学の対象として研究することはあまり行われてきませんでした．なぜなら，流動的な諸現象を再現することは不可能であり，それを客観化することは困難だからです．そのために要素還元主義による分析が可能な，あるいは可能となる状態にして展開されてきました．しかし，ベルタランフィが指摘したように「要素の単純総和は全体と等しくない」ことからも要素還元主義による思考や認識には限界があります．

　その点，古代中国の科学的思想では，複雑で流動的な現象を要素に分解せず，そのままに捉え認識しようとします．この思想は，現代においてより顕在化した地球規模の諸課題（大気汚染，水質汚染，地球温暖化，森林伐採と砂漠化など）の解決に必要とされているエコロジーの思想と通底します．なぜなら古代中国の科学思想の基盤をなしているものは，「天人合一」に示されているようにエコロジーの思想を包含しているからです．

　地球規模の諸課題に直面しエコロジーへの関心が高まる中で，世界観においても要素還元主義による機械論的世界観から全体論的な生命論的世界観へとパラダイムシフトが起こりつつあります．つまり機械論的世界観の基盤である要素還元主義では複雑で流動的な諸現象をそのまま捉え，問題解決を図ることに限界があるとし，それに替わる世界観として生命論的世界観に関心が高まってきたことによると思われます．

　この生命論的世界観のパラダイムは，医療分野にも影響を及ぼしました．時代とともに複雑化する社会において人々の営みや価値観は大きく変化し，これに人口構造の急激な変容が加わり，疾病構造および社会構造は急速に変わりつつあります．

　疾病構造においてはかつての急性感染症（消化器や呼吸器）は激減し，生活習慣病，高齢疾患に加えて社会との不適合による病（ストレス病，うつ病を含めた心の病）が増えています．特に高齢疾患や心の病には特定病因論は適合せず，要素還元的なアプローチの有用性は低くなることから，それにかわる新たなアプローチが求められています．その要望に応えられる医学・医療の一つが生命論的世界観を基盤とした東洋医学，鍼灸医学です．身心全体に及ぶ病態，すなわち人そのものが病む病態が中心となる21世紀の疾病構造において，必要とされるのは複雑で流動的な諸現象を要素的に分析せず，そのままを把握し対応しようとする全体論的，包括的な思考による医学・医療です．

3. 古代中国人の自然観と思想的風土

　古代中国の人々は，自然は変転極まりないものであり，その自然法則を人間の叡智で解明できるものではないとし，自然に従い，調和することを重視しました．これに対して古代の西欧の人々は自然を他者（対象）と捉え，要素還元的手法により自然法則を導きだし，自然を征服し，管理することを重視しました．

　言い換えると古代中国の人々は，自然に生かされているとの実感と認識に基づいて，自然と人間との関係性を把握し，よりよく生きる術を得ようとしました．これに対して西洋の人々は自然法則を導き出し，それを管理・利用することにより人間生活を豊かにしようとしました．

　このように東と西では，自然の捉え方，自然への対応の仕方は大きく異なります．確かに西欧の理性的精神に基づく要素還元的な分析思考により，近代の科学および科学技術は飛躍的に発展し，今日の繁栄を築きました．しかし，過剰な自然の利活用に起因する自然破壊に象徴されるように，様ざまな副作用をもたらしました．

　そのようなことから，要素還元的な思考に基づいた機械論的世界観から生命論的世界観への転換が必要ではないかとの指摘が20世紀末から主張されるようになりました．すなわちパラダイムシフト（転換）です．（第1節世界観のパラダイムシ

フトと鍼灸医学の特色を参照）

　東洋の自然観やそれを基とした鍼灸医学の生体観は，生命論的世界観と通底することから，それらの根底をなす古代中国の科学的思考を知ることは鍼灸医学の凄さと面白さを理解する上でとても大切なことです．前述したように古代中国人にとって自然法則は天の内に存在するものであり，決して人智の及ぶところでないとし，自然の理法に従って生きることを理想としていることから，自然の法則性を解明し，自然を管理・利用することによって人間生活を豊かにするといった思想は極めて希薄です．そこにあるのは自然と調和する智恵と技術です．その智恵と技術の基盤をなす古代中国の自然観と思想的風土を知ることは，鍼灸医学の本質を理解する上で必要不可欠ではないかと考えています．

4. 古代中国科学の実用主義的思想と技術的思考

　自然をはじめ人間および社会を複雑で流動的かつ変転極まりないと捉える東洋の思想は，古色蒼然とした古い思想ではなく，いつの時代においても必要とされる実用性に富んだ創造的な思想です．そのような思想的風土によって生まれた実用主義的思想と技術的思考について概説します．

1）実用主義的思想

　古代中国人は，非常に実用主義的であったと指摘されています．それは，いかに人がよりよく生きるかと問うことから出発していることによると山田慶兒は指摘しています．古代中国人は思索による知的世界よりも，実用的な価値に重きを置く実用主義的思想による技術的世界を信じたと山田は述べています．

　例えば医学においては，早い時期（華佗の時代：後漢末期）から悪魔や神が病気の原因（魔論）であるとする考え方を否定し，巫医（まじない医師）などによって行われる呪術的な医学を排斥して合理的な医学によって治療すべきであると古書に記されています（**図1-15**）．また人体の解剖も早くから行われていたものの，死体に価値をみいださず，生きた人体に現れる諸現象を尊重しました（五臓六腑の図は，解剖による形態を写したものではなく，臓腑の働きをイメージ化して作成したものと筆者は考えています）．すなわち医学は生きている人間を対象とすることを重視しました．

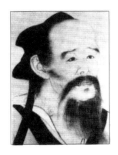

図 1-15　華佗の像

華佗（2 世紀の始めころに生まれ，208 年以前に没した）は，医術や薬の処方に詳しいと伝えられている．麻酔を最初に発明したのは華佗とされており，「麻沸散」を使って腹部切開手術を行ったという．また，「屠蘇（屠蘇散を酒に漬け込んだ薬草酒）や「五禽戯」と呼ばれる導引（一種の健康体操）の発明者とも言われている．『三国志』華佗伝や『後漢書』方術伝には，華佗の行った数々の治療例が記録されている．華佗は，呪術的な医療を排し，合理的な医療の導入をはかった．
（図は主編 傳維康：川井正久・編訳：中国医学の歴史．東洋学術出版社，市川市，1997．より引用）

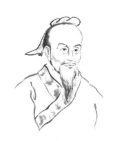

図 1-16　祖 沖之の像

祖沖之（429-500）は，中国，南北朝時代の南朝の天文学者，数学者，発明家で，円周率の値を小数点以下第 7 位まで計算した．祖 沖之が導き出した円周率は，以後 1,000 年間，最も正確な値であった．（図は国史教育中心の HP（https://cnhe-hk.org/），歴史人物小檔案：祖沖之より引用）

　このような実用主義的思想は，他の分野，例えば数学にも及びました．例えば物を計る実用的な代数学は発達しました．実際に方程式の解法や負数の四則計算，円の面積の算出など素晴らしい発展をとげました．**図 1-16** は，当時において最も正確な円周率を計算した祖 沖之です．しかし，理論的なユークリッド幾何学は発達しませんでした．

　さらに火薬，羅針盤，製紙，印刷技術の四大発明も古代中国においてなされました．**図 1-17** は，羅針盤の「指南魚」と「指南勺」を示します．羅針盤が実用的なものとして発明されたのはおよそ 11 世紀頃と言われています（磁針を用いた羅針盤の記録は 1040 年頃）．西欧では 12 世紀末ということですから中国での発明は 1 世紀前に遡ることになります．なお指南の用語は，指南車が語源のようです．黄帝が戦のために指南車を作らせたと史書に記載されていますが，実際に指南車が造られたのは魏代（220〜265 年）以降のようで，しかも磁石を使ったものではなく，歯車によるからくりで南を指すようにしたようです．いずれにしても「常に南を指

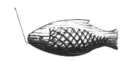
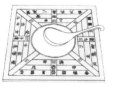

指南魚　　　　　　　　　指南勺

図1-17　羅針盤

指南魚と指南勺を示す．指南魚（中国では司南魚と書く）については，曽公亮 が著した
『武経総要』によると，鉄の針を熱し，それを南北方向に置いて冷やし，磁化させた磁針
（じしん）を，魚の形をした軽い木の腹部にとりつけ，水に浮かせて南を示すようにした
ものであると記されている．（図は小林繁樹：世界一周—道具パズル．光文社，東京，1988. よ
り引用）

す」ことから「指南」が羅針盤を表す用語になったようです．

　また製紙の発明も中国が最初で，古代エジプトの「パピルス」ではありません．
パピルスは紙の語源であって「紙」の製法ではありません．パピルス草の茎で造っ
た筆記媒体で，竹や羊の皮と同じです．

　印刷技術も同様に中国が最初に発明しました．彫版印刷（木版印刷）は6世紀
〜9世紀頃，活版印刷は11世紀に始まりました．活版印刷と言えばグーテンベル
ク（ドイツ，1398年頃〜1468年）が発明したと言われますが，それは15世紀のこ
とです．

　火薬（黒色火薬）も9世紀ころに中国で発明されました．「不老長寿のための仙
薬」を作り出すため方術士（道教の道士）が試行錯誤を繰り返す中で偶然に創り出
したものです．後に主に戦争の道具として使用されるようになりました．

　以上の四大発明が中国で発明されたことは，より良い生活をすることに役立つ技
術を達成することに価値を置いた実用主義的思想によるものです．

　このことは政治の世界においても同様で，有能な人材が必要であることから古代
中国では早くから官僚制度を採用し，科挙の制度を通して広く人材を登用しまし
た．いずれも実生活を維持し，より良くするためには智恵と技術が必要であったと
山田は述べています．

　このように古代中国では，技術的思考が重視され，技術を尊ぶ風潮がありまし
た．例えば様ざまな技術を創りだし，これを民に与えることが聖人の条件としまし
た．古典（周礼）の中にも「知者は物を創る．巧者は之を述べ，之を世に守る．こ

れを工という．百工の事は皆聖人の作なり」と記されているように技術に対し高い
評価を与えました．この技術に対する合理的な実用精神が中国の四大発明を生み，
各種の優れた技術を達成させた原動力でした．

　このような実用主義的思想や技術的思考は，古代の中国伝統医学においてもいか
んなく発揮されました．実用という生活に密着した智恵と技術によって漢方医学も
鍼灸医学も成り立っていることから，いつの時代においても臨床的に有用性の高い
医学として，その役割を果たすことができるのです．今も多くの人に利用されてい
ることが，そのことを雄弁に語っているものと思います．

2) 技術的思考

　パスカルは，人類の文化に対する古代ギリシャの最大の功績は「完全な論証の方
法」であるユークリッド幾何学の成立にあると述べています．幾何学は，古代エジ
プトや古代ギリシャなどでさかんに研究されました．その成果をエウクレイデス
（紀元前 3 世紀？，数学者）が『原論』において体系化しました．このことからエ
ウクレイデス（英語名 Euclid でユークリッド）に因んでユークリッド幾何学と呼
ばれるようになりました．

　ユークリッド幾何学は，論理的な思考（思索）による完全な論証による学問で
す．この思考はすべての学問の根本をなすことから，後世の科学の発展に大きな影
響を与えました．一方の古代中国では，ユークリッド幾何学のような数学は発達せ
ず，むしろ代数学のような実生活に益する実用的な数学が発達しました．

　このように古代中国では実用主義的思想による技術的思考が底流となって数々の
ものが発見・発明され，実用的な技術が発展しました．その代表が前述した古代中
国の四大発明（火薬，羅針盤，製紙，印刷技術）です．それらの技術の多くはヨー
ロッパにもたらされ，近代科学の成立の基盤を築いたと山田は指摘しています．そ
の意味において，古代中国科学の近代科学への寄与は非常に大きいものがあったと
言えましょう．

　このように古代ギリシャと古代中国との対比においては，技術的成果が大きかっ
たと山田は述べています．つまり古代中国科学は，「知る」ことよりも「つくる」
ことに価値を置いたということです．さらに山田は，技術とは「あたえられた条件
のもとで，設定された目的に最も適した物を，様ざまな可能性のなかから選択し，

つくりだす過程である」と述べ，「つくる」という実践に含まれる知的過程は，目的の設定とそれを実現するための最適条件を選択する作業を含むものであって，理性にもとづく「知る」という認識の過程とは根本的に異なることを指摘しています．そして［「つくる」過程のなかで生まれる認識の有用性を決して分析的理性によって普遍的な法則性にまで高めることはせず，あくまで技術的実践の有用性に等置させるか，従属させるかを行ったところに古代中国人の徹底した技術的思考をみることができる］と自著（『混沌の海―中国的思考の構造』，筑摩書房，1975.）の中で記しています．

　こうした技術的思考は，鍼灸医学においても色濃く見受けられます．鍼灸臨床においては，鍼と灸という限られた治療用具を用いて，目的とした治療効果をいかに最大化させることができるかが課題です．最大の治療効果を得るためには，技術的には受療者に応じた最適な鍼灸手技と経穴を選択することです．この最適条件を臨床的に追求してきた過程が，鍼灸医学における診療（診察と治療）の歴史でもあります．

　したがって鍼灸医学の診療の変遷をみると，その過程で得られた様ざまな診療技術が実用性と有効性によって取捨選択され，今に伝えられているものと思われます．まさに「効く」ことを技術的思考により追求してきた成果の集積が今日の鍼灸医学です．

　なお現在のわが国の鍼灸医学は，現代西洋医学や他の伝統的な療法（中医学，韓医学，補完代替医療など）の知見をも積極的に取り込みながら，侵襲度を最小化し，治療効果を最大化する実践的診療技術の確立を目指して進んでいます．

　鍼灸臨床では，鍼と灸の単純な非薬物的治療手段をもって臓腑-経絡経穴系を主として，体表へ介入し，目的とした効果を得ようとすることから診療技術の比重が大きくなります．言い換えれば，鍼と灸という2つの治療用具を用いて体表にアプローチする単純な治療だけに，より自由度が大きくなり，それだけに難しさが増します．したがって，診療技術の質が問われることになります．なお，診療技術には受療者とのコミュニケーション，信頼関係などが含まれることは言うまでもありません．そのことは鍼灸医学では「治神」として診療の要諦として伝えられています．

5.　古代中国科学の思考様式

　古代中国人は，多様で複雑な現象をそのまま認識することを好みました．興味の対象は常に個々の事象であり，事象の背後に存在する共通した法則性を究明しようとする意欲は薄かったようです．このことは，世界を体系的，統一的に把握しようとすることを断念したものではありません．むしろ要素還元主義による科学的手法ではなく，別の科学的手法をもって多様性，複雑性を重視しつつ世界を体系的，統一的に把握しようと志向したものと言えましょう．

　ではどのようにして多様で複雑な世界を体系的，統一的に把握しようとしたのか．その手法が「分類」という方法であったと山田慶児は指摘しています．自然現象に限らず社会制度や人間の感情に至るまでくまなく分類しようとしました．その成果が『類書』です．

　『類書』は百科全書の一種で，あらゆる事物や現象がいくつかの類概念のもとに分類されて記載されたものです．その分類の根底にあるのが自然と人間の調和であり，自然の秩序に従うという思想，世界観です．

　人間は大宇宙（macrocosmos）である自然に対して小宇宙（microcosmos）であるとし，自然の理法に従うことを基本とし，社会秩序（社会の制度や仕組み等）までをもその思想で組み立てることを試みました．では古代中国人は，どんな類概念を打ち立てたかと言えば，「類推」（アナロジー，analogy）であると山田は述べています．類推により多様で複雑な世界を分類し，体系的に把握しようとしました．

1）類推による分類原理

　「類推」とは，類似性に基づいた推論であり，物事を関連づける手法の一つとされています．中国ではこの類推による類関係の把握は，実践的有効性の判断，つまり実際に使って価値や意味があるかどうかで類関係を成立させる判断基準としたのです．いうなれば同じ意味や価値空間にあるものを同じ類に属すると捉え分類したのです．

　本草学を例にとって説明すると以下のようになります．本草学は植物を中心とする薬物学ですが，同時に植物分類学でもあります．植物分類学では，生物分類上の基本単位である「種」を分類しますが，本草学では今日の植物分類学の分類基準

（植物の各部位の形態による分類）から理解しにくいものが同属とされているものがあります．それは古代中国人の関心が植物の形態ではなく，薬効にあったことを示すものであり，形態はそれを識別するための指標にすぎなかったものと考えられます．このように「効く」という意味や価値をもとに関係づけ，分類したのです．

　すでに述べたように古代中国人の思想は実用主義で，その思考様式は実践的有効性，有用性を重視することでした．したがって，植物の分類においても「薬」としていかに役立つか，どのような病態に効くかによって分類しようとしました．この類推による分類に古代中国人の独自の思考法をみることができます．

　そのような思考で作成されたのが，五行色体表（**表1-3**）ではないかと筆者は考えています．五行色体表は，五行を構成する木・火・土・金・水の属性により自然界，人体，飲食物等を分類したものです．五行別（列）に分類された様ざまな項目の関係性を論理的に説明することは困難ですが，意味や価値に基づいて関係づけられたものとして捉えると，経験を通して体感的に理解することができます．

　五臓と五志を例にとってみると，五行の「土」列に五臓の「脾」（現代医学では消化器系を指す）と五志の「思（思慮）」（思い悩むこと）が配当されています．思い悩むと食欲がなくなることは，日常よく経験することです．この事象を心身医学では心身相関としてストレスによる自律神経機能の変調として捉えますが，鍼灸医学ではそうした理論で関係づけるのではなく，経験や観察を通して意味（思い悩むと食欲がなくなるという経験）として両者は関係づけられます．同様に**表1-3**の人

表1-3　五行色体表

五行	木	火	土	金	水
五臓	肝	心	脾	肺	腎
五腑	胆	小腸	胃	大腸	膀胱
五味	酸	苦	甘	辛	鹹
五志	怒	喜	思	悲・憂	恐・驚
五色	青	赤	黄	白	黒
五官	目	舌	口	鼻	耳
五体	筋	血脈	肌肉	皮	骨
五気	風	熱（暑）	湿	燥	寒
五時	春	夏	長夏	秋	冬

（表は，『新版東洋医学概論』，医道の日本より作図）

体（臓・腑・味・志・色・官・体）と自然界（気・時）の五行配当関係も，意味や価値により関係づけられていることが理解されます．

　なお五行論については，後述するように相生と相剋の循環的制御システムを導入し，人体の秩序形成をシステム論的に捉えようとしました．例えば臓腑間では，相生（ポジティブフィードバック）と相剋（ネガティブフィードバック）の循環的制御システムにより安定した秩序が形成されます．つまり臓腑間の情報交流を想定したものです．このことについては NHK スペシャル「人体“健康長寿”究極の挑戦」で紹介された臓器同士（心腎関連，肝腎関連，肺腎関連，腸腎関連，骨腎関連）が常に会話するように情報交換しながら，支え合って働いているということと重なります．最新の臓器間の制御システムの知見は，相生・相剋にみる臓腑間の制御システムが原初のようにも思えます．

2) パターン認識による分類原理

　類推による分類原理で世界を体系的に把握しようとしましたが，多様な世界を包括することはできても事象間の規則性，統一性を導くことはできなかったことから，もう一つの分類原理を必要とし，それがパターン認識による分類であったと山田は指摘しています．

　パターンとは型であり，配列と順序を意味します．古代中国人にとって森羅万象すべての存在は常に流動する実体であり，それは「気（氣）」によって生ずるものであると捉え，気の運動の基本的パターン（静と動）を分類の原理として導入しました．その基本的パターンが，陰（静）と陽（動）です．

　陰と陽は基本的には「気」として統一的に把握（太極）され，気の運動による2つの異なった状態を示す概念です．つまり流動する事象の状態を把握するための基本的分類概念であると考えられます．陰陽は決して固定した絶対な概念ではなく，相対的，比較的で流動的な概念です．すなわち陰陽は陰的なものから陽的なものに転化する連続的な循環スペクトルにより陰陽の相互転化と循環的変化を呈します．

　この相互転化と循環的変化によって生ずる無限の事象を陰（--）陽（—）の組合せによるパターンとして表記し，分類しようとしました．すなわち個々の事物や現象について陰陽の組合せによる固有パターンとして示すことを可能にしたのです．このことにより多様な世界を類別し，その規則性を体系的に把握できるように

なり，その成果が『易経』であると山田慶兒は述べています．

　易の原理は「陰（--）」と「陽（—）」の組合せで，その基本的パターンとして8つ（八卦），8の2乗，64のパターンにすべての事物と現象が記述しつくされるとしました（図1-18）．

　このように「陰（--）」と「陽（—）」の組合せパターンにより様ざまな事物と現象を表記できる易の原理をライプニッツ（1646-1716）は情報理論の基礎として発展させ，2進法を創始しました．これが，コンピュータの仕組みの基本原理となりました（図1-19の右図）．

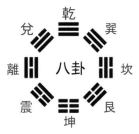

図1-18　八卦

卦は爻と呼ばれる記号を3つ組合せた三爻によりできたものである．それが八卦であり，易における8つの基本図像である．爻は易の卦を構成する基本記号のことで，これには長い横棒（—）と真ん中が途切れた2つの短い横棒（--）の2種類がある．—は陽を，--は陰を示す．なお易とは「変化」を意味し，森羅万象すべてが形成，消長するとし，その変化する過程を占うのが「易」である．8の2乗，64のパターンに，すべての事物と現象が記述しつくされるとした．

整数	二進数	同じ形の八卦			
0	000	坤　こん		000	0	0
1	001	艮　ごん		001	1	1
2	010	坎　かん		010	10	2
3	011	巽　そん		011	11	3
4	100	震　しん		100	100	4
5	101	離　り		101	101	5
6	110	兌　だ		110	110	6
7	111	乾　けん		111	111	7

陰(0) - -
陽(1) —

図1-19　陰陽と2進法および八卦

左図は「陰は0，陽は1」，中の図は「陰陽と2進法と八卦」，右図は「八卦とライプニッツの2進法」を示す．

　また五行の相生（ポジティブフィードバック）と相剋（ネガティブフィードバック）の循環的制御システムは，システム制御論の観点から言えば，自然界の安定した秩序形成を図るためのシステム論として捉えられます（図1-10）.

　このように陰陽論も五行色体表も自然界の様々な事象を分類して体系的に把握しようとするものですが，よりシステマティックに世界を把握するために，陰陽の対立と相互変換による流動性の概念と五行の相生と相剋による循環的制御システムを結びつけることによって，さらに自在に自然界の事象間の関係づけと安定した秩序形成を図ることができることから陰陽論と五行説が融合し，陰陽五行説として発展したものと思われます.

3）データマイニングと五行色体表

　古代中国の類推による分類原理は，最近のデータマイニングの手法に相通じるのではないかと思われます.

　データマイニングはデータベースに蓄積された大量のデータから頻繁に同時に生起する事象間の関係を抽出する技術で，一見無関係に見える既存のビッグデータから役立ちそうな関連した情報を抽出し，仮説を生成します.

　五行色体表も日常の中で生起する様々な事象を有効性・実用性の判断（意味や価値）に基づいて関係性を導き出し分類したものです. そのことにおいて古代中国の類推の手法は，データマイニングに通底するのではないかと考えられます.

　データマイニングの説明として「おむつとビールはセットで買われる」という事例がよく引き合いに出されます.「おむつ」と「ビール」は，まったく関係性はありませんが，一緒に買う頻度が高かったことから，そこに何らかの関係性（意味）があるとみなします. 仮説として介護用におむつを買う，介護することは大きなストレスですので，介護後にビールを飲んでストレスを緩和する，といった仮説が想定されます. Aが生じたときBが生じる確率を求め，その確率が高ければ両者間に関係性があるとみなします.

　このように一見無関係に見える既存のビッグデータから役立ちそうな関連した情報を抽出し，仮説を生成します. つまり隠れた関係性や意味を見つけ出す知識発見の手法がデータマイニングです.

　五行色体表においても一見無関係に見える項目が五行に配当されています. その

配当は，有効性・実用性の判断，つまり意味や価値によることから，五行色体表はデータマイニングの手法に類似した発想によって作成されたものと思われます．また病証を構成する多様な症状や所見の妥当性（証の見える化）や病証に基づく治療（漢方薬，治療穴など）の妥当性の検証にデータマイニングの手法が用いられています．（「主観的個別化患者情報のデータマイニングによる漢方・鍼灸の新規エビデンスの創出」における研究成果発表会，渡辺賢治，平成21年11月20日）

4）技術的思考と鍼灸医学

　以上が古代中国人独自の科学的思想と思考様式です．その思想と思考様式の根底にあるのが人と自然との調和であり，このことが古代中国人の世界観を貫いている原理です．この原理をもって変転極まりない流動的な世界の規則性と統一性を導き，人体はもちろんのこと，社会，倫理，政治までをも体系的，包括的に捉える有効かつ有用な技術的思考として，類推による分類原理や陰陽によるパターン認識を発展させたと山田慶兒は指摘しています．

　このようにみると鍼灸医学の基礎理論は，人体の多様な諸現象（症状群）を包括的，体系的に捉えようとする四診法と病証のアルゴリズムといった技術的思考により成り立っていることに気づかされます．それが八綱弁証，気血津液弁証，臓腑弁証，経絡弁証などによる病証診断です．また治療においては，病証に基づいて循環的制御システム（五行の相生・相剋による臓腑経絡の調整）へ介入し，調整することにより，新しい秩序（自然治癒力による自己組織化による正常化）を形成させます．

　人間は環境（自然，社会など）から分離独立して生きることはできません．開放系として環境と情報を交流しながら日々を過ごしています．その過程は一様ではなく，様ざまに変化します．それが"生きている状態"であることから，流動的に変化するパターン（証）を捉え，対処するのが鍼灸医学の基本であり，特色です．

参考文献
1）山田慶兒：広重徹・編：パターン・認識・制作，科学史のすすめ．筑摩書房，東京，73-140，1970．
2）山田慶兒：中国の文化と思考様式．鶴見俊輔，生松敬三・編：哲学13，文化，187-222，岩波書店，1968．

3) 山田慶児：未来への問い．筑摩書房，東京，1971.
4) 山田慶児：混沌の海へ．中国的思考の構造，筑摩書房，東京，1975.
5) 藪内清：中国の科学と日本．朝日新聞社，東京，1972.
6) 藪内清：中国の科学文明．岩波新書，東京，1970.
7) 藪内清：中国文明の形成．岩波書店，東京，1974.
8) 藪内清：中国の数学．岩波新書，東京，1974.
9) J・ニーダム：中国科学の流れ．思索社，東京，1986.

第2章　交流する身体と鍼灸医学

　心身二元論に立脚し，要素還元主義による近現代の科学は素晴らしい発展をとげ，人類はその恩恵を大いに享受してきました．しかし，一方において地球温暖化，海洋汚染，森林伐採による砂漠化など，人類の生存に関わる諸問題を発生させました．このようなことから新しいパラダイムによる科学が求められ，エコロジーへの関心が高まってきました．

　この潮流は医学分野にも影響を及ぼし，新しい医学が台頭してきました．本章では，第1節：開放系の身体，第2節：時間医学，第3節：第三の脳と言われる皮膚，第4節：皮膚は天然の化学工場，を取り上げ，鍼灸医学との関係について概説します．

第1節　開放系の身体　　　　　　　　　　　◇　◇　◇

　　　鍼灸医学の根底となる思想は，天人合一です．すなわち人は自然に生かされているとの思想です．その思想の根底には身体は開放系であるとの認識があり，それを気（氣）の交流として捉えました．
　　　一方，西洋医学では，長い間，身体を閉鎖系として取り扱ってきましたが，近年になってようやく身体は開放系であるとして，時間生物学，時間医学などの新しい科学，医学が台頭してきました．本節では，開放系としての身体の捉え方について，鍼灸医学の観点から概説します．

1. 生命体と熱力学第二法則

　開放系（ open system ）とは，環境から分離独立した系ではなく，外界と情報の交流やエネルギーを交換する系のことを言います．それに対して閉鎖系（ closed system ）は外界から分離独立し，外界と情報の交流やエネルギーの交換はまったくない系のことです．

　一般的には非生命体は，閉鎖系として熱力学第二法則，すなわち時間経過とともにエントロピーが増大して無秩序な方向に進みます（図2-1）．逆に生命体は，成

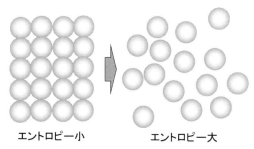

エントロピー小　　　　　**エントロピー大**

図2-1　熱力学第二法則（エントロピー増大の法則）

図は秩序（エントロピー小）が崩れ，無秩序（エントロピー大）へと進むことを示したもので，熱力学第二法則（エントロピー増大の法則）をイメージ化したものである．なお，エントロピーとは，乱雑さ，あるいは無秩序の度合いを示す概念である．エントロピーが増大するということは，秩序から無秩序の状態へ進むということを意味する．生命体は成長にともなって高い秩序を形成することからエントロピーは減少する方向に進む．しかし，やがて老化により無秩序の方向に進むことになることから生命体は熱力学の法則を超えた存在として捉えられている．

長とともにエントロピーが減少する方向へと進み，より安定した秩序を形成します．これには外界と情報の交流やエネルギーを交換することが必要であることから，生命体は熱力学の法則を超える存在であり，そのシステムは開放系として捉えられています．

2.　動的平衡と陰陽消長

生命体の安定は一定の状態で固定した安定ではなく，**図2-2** で示す血糖値の変動

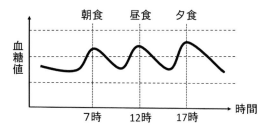

図2-2　動的平衡─血糖値の変動を例として─

食後，血糖値は一過性に上昇するが，上昇した血糖値は過血糖にならないように調節されて下降する．逆に長時間の運動で血糖値が下がれば低血糖にならないように上昇させる．正常な生体においては，このように一定の範囲内で変動しながら安定した状態を維持する．これが動的平衡である．

のようにある範囲内で変動しながら安定した状態を維持します．つまり "ゆらぎ" ながら一定の振幅内で平衡状態を維持する動的平衡による安定です．

このように生命体においては，動的平衡により生命活動が行われています．動的平衡による "ゆらぎ" は，外部との情報交流やエネルギー交換によって生体の多重制御系が作動して生じます．

しかも "ゆらぎ" が生じることにより種々の変化に適応できる力が発生し，より強靭な安定したシステムを作りあげることができます．このことから "ゆらぎ" は生命活動のダイナミズムをなすものであり，生命の本質と言えましょう．

しかしながら，生命体においても加齢（aging）とともに制御機能が低下し，硬直化していきます．そのために動的平衡による内部環境の維持能力（制御系）が小さくなり，やがてエントロピーが増大して死に至ります．

生命体の "ゆらぎ" の捉え方は，すでに古代中国医学の陰陽モデルに見ることができます．**図 2-3** に示すモデルは陰陽消長で，動的平衡モデルとして捉えることができます．健康であれば，陰陽のリズムは一定の周期，振幅，位相で変動し，生体機能は安定的に維持されます．しかし，それらが乱れると健康状態を維持できなくなり，病的状態へと進展します．

これまでの西洋の科学は，観測対象を外界（環境あるいは個体）から切り取って研究し，普遍的な法則や原理などを解明しようとしてきました．それが複雑な要素が絡み合う場合であっても要素ごとに切り取って，要素還元主義による分析的手法を駆使して普遍的な法則や原理を導こうとしました．

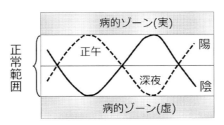

図 2-3　陰陽消長による動的平衡

陰陽消長は，動的平衡モデルとして捉えられる．健康であれば陰陽が一定の周期，振幅，位相で変動するが，これが崩れると病的状態へと進展する．虚実については，陰陽の振幅が過大になった状態を実，過小になった状態を虚と捉える．また陰陽の位相の崩れた状態を病的状態と捉える．鍼灸医学では陰陽消長のリズムによる動的平衡を基本として診療を行う．

　一方，古代中国科学では複雑な事象を複雑なままに認識し，類推や陰陽によるパターン認識による分類原理を用いて体系的，統一的に把握しようとしました．しかし，西洋の科学にみられる事象の背後に潜む普遍的な法則や原理を追究することには関心が薄かったようです．（第1章第4節古代中国科学と鍼灸医学参照，30頁〜45頁）．

参考文献
1）武田修三郎：エントロピーからの発想．講談社現代新書，講談社，東京，1983．

第2節　時間医学と鍼灸医学　　　　　◇　◇　◇

　　　開放系としての身体の捉え方は，時間生物学として新しい学問を誕生させ，時間薬理学，時間治療学，そして時間医学を興すことになりました．さらに近年では時間運動学，時間栄養学，時間病理学などの分野が立ち上がっています．
　　　本節では，時間生物学とその応用である時間薬理学や時間医学などの新しい医学について概説するとともに，鍼灸医学では古くからバイオリズムの発想を臨床に取り入れ，より効果的な治療を試みていたことを紹介します．

1．時間生物学と新しい医学の台頭

　生物学の発展はめざましく，特に分子生物学の進歩は生命の神秘に迫り，人工的に組織や臓器の再生を可能にしました．その象徴がES細胞やiPS細胞等による再生医学の分野です．それはまさに要素還元主義による分析的な方法論による現代科学の成果です．
　一方において個体全体として生物を観察し，しかも個体と環境との関連性を解明することの重要性が指摘されていますが，この分野はそれほど進んでいるとは思えません．ホールデンは「生体と外部環境とはたがいに関連したものであり，その関連の特異性が生命の一つの特徴である．すなわち，生命とは空間的な境界をもたない特異的な全体を形づくっている自然なのである．我々の知覚する世界に空間的な

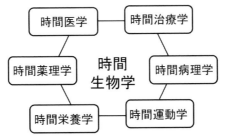

図 2-4 時間生物学を基礎として発展した次世代型医学
時間生物学の医学的応用として興った時間薬理学，時間医学，時間栄養学，時間運動学，時間病理学などの医学は，予防，健康維持・増進，未病医学として発展することが期待される．

限界がまったく存在しないのと同様に，一個の生物の生命にも空間的な限界は存在しない」（『生物学の哲学的基礎』，山県春次，稲生晋吾・共訳，弘文堂，1941年より）と述べ，生物を開放系として捉えることの重要性を指摘しています．また，ルネ・デュボス（1901-1982）も「現在の科学の流行はともかくとして，生命のもっとも重要な問題が，遺伝子とその構造単位，あるいはそれらが支配する化学反応の見地から生命を解析することにあると信じる理由はなにもない．はるかに重要なことは，生物と環境全体との複雑な相互関係にあると主張してよいだろう」（『人間であるために』，野島徳吉，遠藤三喜子・訳，紀伊国屋書店，1970年より）と述べ，人間と環境との関係性を解明することの重要性を強調しています．

　このように生物学における要素還元主義による分析・細分化への反省から，生物を総合的，巨視的に捉えようとして誕生したのが時間生物学です．時間生物学は時間を踏まえて生命現象を解明しようとする，分析・細分化に対する総合の科学として注目されるようになり，その研究成果は医学に変革を迫るものです．

　現在では**図 2-4**に示すように時間生物学を基礎として，時間薬理学，時間医学，時間栄養学，時間運動学，時間病理学などとして発展しています．これらは21世紀において予防医学，未病医学として，また次世代の医学，近未来の医学として発展することが期待されます．

2. バイオリズムの発見

　生物には様ざまな活動周期，バイオリズム（生体リズム）があります．このバイ

オリズムに関する最初の記録は，アレクサンダー大王（B.C356-B.C323）の時代，軍の隊長が戦闘の合間に観察したオジギソウ（タマリンドウ）の葉の昼夜に伴う開閉リズムに関する記録だとされています〈図 2-5〉.

　しかし，バイオリズム研究がさかんに行われるようになったのは近年のことです．バイオリズムには，秒単位の短い周期のものから季節単位や年単位の長い周期のものまで様々な生体リズムがあることが分かりました．表 2-1 は，バイオリズムの名称と周期を示します.

　バイオリズムの中で最も顕著な活動周期が，サーカディアンリズム（circadian rhythm）です．サーカディアンリズムは概日リズム（日周リズム）と呼ばれ，おおよそ 24 時間を周期とする活動リズムです．人間では体温や睡眠・覚醒を始め，ホルモンの分泌などの様々な生体現象においてサーカディアンリズムがみられます.

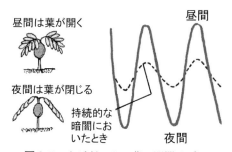

図 2-5　オジギソウの葉の開閉リズム

持続的な暗闇においてもオジギソウの葉の開閉リズムが観察される．（図は大塚邦明：体内時計の謎に迫る，2012[1]）より引用）

表 2-1　各種のバイオリズム

　1）ウルトラディアンリズム（数 10 分から数時間，ultradian rhythm）
　2）サーカタイダルリズム（約 12 時間リズム，circatidal rhythm）
　3）サーカディアンリズム（概日リズム，circadian rhythm）
　4）サーカビディアンリズム（約 2 日，circabidian rhythm）
　5）サーカセプタンリズム（約 1 週間リズム，circaseptan rhythm）
　6）サーカルナリズム（概月リズム，circalunar rhythm）
　7）サーカニュアルリズム（概年リズム，circannual rhythm）

短時間（数 10 分から数時間）から年周期までの様々なバイオリズムがある．その中で中心のリズムがサーカディアンリズム（概日リズム，日内リズム）である.

　このサーカディアンリズムの発生は，地球の自転と深く関係しています．特に地球の自転に伴う明暗刺激がリズム形成の同調因子（zeitgeber）とされています．しかし，明暗刺激を遮断してもサーカディアンリズムは失われないことから，生物の体内には時計があるのではないかと考えられました．それが生物時計あるいは体内時計（biological clock）です．

3.　生物時計と時計遺伝子

1)　生物時計の発見

　フランスのミッシェル・シフレーによる洞窟を用いた実験とドイツのユルゲン・アショフ（1913-1998）による隔離実験室を用いた実験により体内には時計が存在することが示されました．

　1962 年，ミッシェル・シフレーは，外界の時間から完全に隔離された氷河洞窟で 62 日間，1 人で生活し，睡眠覚醒リズムによる主観的な 1 日を観察したところ，24 時間より長くなったと報告しています．また同年，アショフはミュンヘン大学の地下にあった防空用手術室を改造した隔離実験室で過ごし，その時の睡眠覚醒リズムとともに深部体温，尿中ステロイドホルモン，種々の電解質のリズムを測定したところ，すべてが 24 時間より長い周期を示すことを明らかにしました．その後もこうした実験が行われ，ヒトのフリーランの日周期は 24.5 時間であることが分かりました．そして，これらの実験からヒトにも確実に生物時計があると考えられるようになりました．

　その生物時計が，1972 年，視床下部の視交叉上核にあることをアメリカの 2 つの研究グループがほぼ同時に発見しました．視交叉上核を破壊するとサーカディアンリズムが消失し，その後に視交叉上核を埋め込むとサーカディアンリズムが回復することから生物時計は視交叉上核にあることを確定しました．同様にヒトの生物時計も視交叉上核にあることが明らかにされました．

　サーカディアンリズムは，視交叉上核にある生物時計とメラトニンの連携によって形成されます．夜，松果体から分泌されたメラトニンは視交叉上核の神経細胞に働きかけて睡眠を誘発し，サーカディアンリズムを調節します．朝，明るい日差しを浴びると 24.5 時間の周期が地球の自転の 24 時間にリセットされます．朝の光は，視交叉上核から頸部交感神経節に伝えられ，交感神経節はこれを松果体に伝え

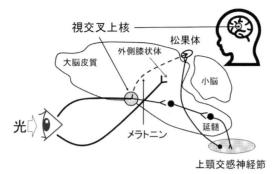

図 2-6　視床下部の視交叉上核が生物時計

生物時計が，視交叉上核にあることが発見された．眼から入る光を網膜で受容し，それを視交叉上核の神経細胞に伝える．視交叉上核にある生物時計は，メラトニンと強く連携してサーカディアンリズムをつくる．(図は大塚邦明：体内時計の謎に迫る，2012.[1] より改写引用)

てメラトニンの分泌を停止させます（**図 2-6**）．このようにしてサーカディアンリズムが形成され，調節されるのです．

2）時計遺伝子の発見

　時計遺伝子の存在がはじめて発見された 1971 年（アメリカの生物学者シーモア・ベンザー，ロナルド・コノプカによる），その 26 年後の 1997 年に視交叉上核の神経細胞の中に「時」を刻む遺伝子，時計遺伝子［ピリオド遺伝子，period（Per）］が特定されました．時計遺伝子とそのメカニズムを発見した科学者［米ブランダイス大学のホール（Jeffrey C. Hall）博士，ロスバシュ（Michael Rosbash）博士，ロックフェラー大学のヤング（Michael W. Young）博士の 3 氏］は，2017年にノーベル賞（生理学・医学賞）を受賞します．

　その後，いろいろな時計遺伝子が発見され，現在ではコアの時計遺伝子 6 個（① Clock，② Bmal1，③ Per1，④ Per2，⑤ Cry1，⑥ Cry2）と，20 個以上の関連遺伝子が明らかにされています．

　コアとなる 6 個の時計遺伝子（小文字で表記）の機能は，下記の通りです．

　① Clock　：周期．遺伝子異常で周期が延長

　② Bmal1：夜時計として機能．脂肪の合成および脂肪細胞の分化を促進する作用

　③ Per1　：朝時計・夕時計として機能．行動リズムの終了位相を知らせる．時

差ボケの原因

④ Per2　：朝時計として機能．行動リズムの開始位相を知らせる．時計の中心的役割

⑤ Cry1　：昼時計として機能．欠損したマウスでは 1 時間短くなる．時計蛋白CRY1 によって長くする

⑥ Cry2　：昼時計として機能．欠損したマウスでは 1 時間長くなる．時計蛋白CRY2 によって短くする

（Cry1 と Cry2 は拮抗的に作用し，リズムの周期を調節する．）

以上がコアとなる 6 個の時計遺伝子（小文字で表記）です．

これらの遺伝子から時計蛋白（大文字で表記）が造られ，それが十分量になると蛋白合成の化学反応を抑制することでリズムを刻みます．

ここでは時計遺伝子 Bmal1 の働きを紹介します．Bmal1 は脂肪の合成および脂肪細胞の分化を促進します．夜食を食べると太ってしまうのは，夜時計であるBmal1 の作用によることが明らかにされました．

動物実験では，マウスの脂肪組織中の BMAL1（Bmal1 によって造られた蛋白質）の量は，日内変動します．図 2-7 は BMAL1 量が一番多いときを 100% とした時間ごとの変化を示したもので，最も BMAL1 が多い午前 2 時を 100 とすると，最も少ないのは午後 2 時で，Bmal1 は夜時計として脂肪合成を促進することが明

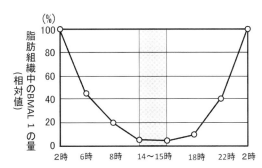

図 2-7　食餌時刻と代謝－脂肪組織中の BMAL1 を指標として
BMAL1 量が一番多いときを 100% とした時間ごとの変化を示したもので，最も BMAL1 が多い午前 2 時を 100 とすると，最も少ないのは午後 2 時で，このように Bmal1 は夜時計として作用することが明らかにされています．（榛葉繁紀・監修：太らない時間に食べる！体内時計ダイエット．マガジンハウス，2010.[7]より引用）

らかです.

3）時間薬理学

　ヒトでは体温をはじめ血圧，白球血数，酸素消費量，各種ホルモン濃度，肝臓での糖や脂肪代謝などの様ざまな生理活動にサーカディアンリズムがみられることは周知の事実です.

　最近はこのような生理活動のリズムの他に薬物，ストレス，痛み刺激など外部の刺激に対する感受性（抵抗性）にもリズムがあることが明らかとなりました. つまり各種外部刺激に対する生体の反応性は，感受性や抵抗性のサーカディアンリズムによって規定されるということです.

　そこで生体の感受性や抵抗性のリズムを利用した治療が試みられるようになりました. それが時間治療（chronotherapy）です. 主な時間治療は薬物療法であり，時間薬理学（chronopharmacology）の研究成果を基に行われます. 時間薬理学では，薬の効果の発現や作用に時間的差異があることが明らかにされています. すなわち，生体には薬物感受性のリズムがあり，それに基づいて投薬のタイミングをはかろうとするものです.

　図 2-8 は，等量療法（等量の薬を投薬する療法）と生体リズムに基づく波状療法（投薬時刻に応じて薬量を変える療法）による薬物の効果と副作用との差を示したものです. 等量療法は，ある時間帯では副作用として強く作用し，逆にある時間帯では作用が弱く，一定の効果が発現しない場合があります. しかし，生体リズムに基づいた波状療法では副作用を引き起こすことなく，一定の効果が期待できます. これが時間治療の特色であり，合理的な療法です.

　図 2-9 は，毒性発現が投与時刻により異なることを明らかにした基礎研究です. こうした研究はヒトではできませんので動物で行います. 暗期（8：00〜20：00）・明期（20：00〜8：00）の条件下で 2 週間馴化飼育されたマウスに細胞毒性をもつ塩化カドミウム（$CdCl_2$）を投与します. 投与は，午前 10：00 から 4 時間おきに 6 群に分けて行い，投与時刻の異なる各群の投与 14 日後までの生存数を調べた結果，図中の（a）に示すように 10：00 に投与した群では投与 14 日後までにすべてのマウスが死亡したのに対して，夜中の 2：00 に投与した群は逆にすべてのマウスが生存しました. マウスは夜行性動物ですから，暗期（活動期）に塩化カドミウムに対

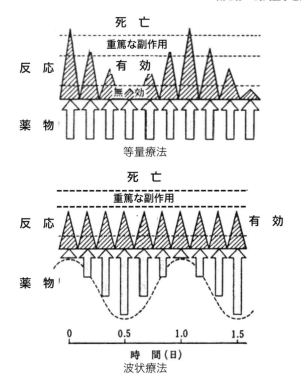

図 2-8　時間薬理学の概念図

等量療法はある時間帯では副作用として強く作用し，逆にある時間帯では作用が弱く，一定の効果が発現しない場合がある．それに対して，波状療法は副作用もなく，効果を得ることができる．（永山治男：時間薬理学と治療－生体リズムに基づく新たな治療へのアプローチ．朝倉書店，1985[7)]より引用）

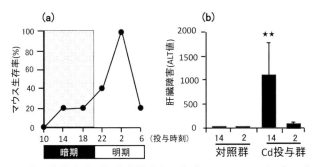

図 2-9　時間毒性実験（細胞毒性をもつ塩化カドミウム（Cd）の投与）

投与時刻によりマウスの生存率が異なったことから，毒性発現に感受性があることが明らかとなった．（三浦伸彦，大谷勝己：労働衛生学分野への「時間毒性」の導入-労働衛生学と時間生物学．2015[8)]による）

する感受性が高く（毒性が出やすい），明期（休息期）に感受性が低い（毒性が出にくい）ことがわかりました．

　このように投与時刻によって薬物の毒性は異なります．併せて24時間後の肝臓障害（ALTを指標）の程度を調べたところ，図中の（b）に示すように午前2時の投与群で肝臓障害が認められたのに対して午後2時投与群では肝臓障害は認められませんでした．

　いずれにしても時間薬理学の発展により，薬物療法はやがて時間治療として行われるようになります．そうなれば患者は薬局から投薬時刻の処方された薬袋を貰うようになるでしょう．

4．時間治療と時間医学

　時間治療とは，「病態の日内リズムや薬の時間薬理学的特徴を考慮に入れて用法，用量を決定することにより，薬の有用性（効果・安全性）を高める治療法である」と定義されています．例えば，気管支喘息や消化性潰瘍など夜間に病態が悪化する疾患に対しては，治療効果が夜間に高まるように薬を夜に投与することが広く行われています．また心筋梗塞や脳梗塞の発症は，**図 2-10** に示すように起床後から数

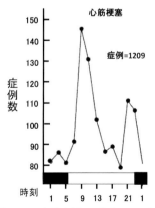

図 2-10　心筋梗塞の発症のリズム

心筋梗塞が朝方に多いのは，血液粘度および血液凝集の亢進と線溶能（いったん固まった血液の溶けやすさ）の著しい低下の時刻に当たるからである．それには交感神経活動の亢進が関与している．また夕刻にも多発している．このような発症のリズムには時計遺伝子の関与があると指摘されている．（図は大塚邦明：病気にならないための時間医学－〈生体時計の神秘〉を科学する，2007[2]より改写引用）

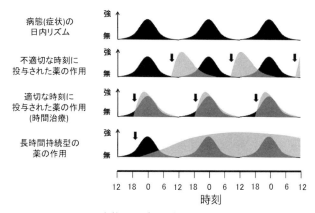

病態(症状)の
日内リズム

不適切な時刻に
投与された薬の作用

適切な時刻に
投与された薬の作用
(時間治療)

長時間持続型の
薬の作用

時刻

図 2-11　病態の日内リズムと薬の作用動態

病態に日内リズムがある場合，適切な時刻に投薬することにより，薬の効果を高めて副作用を最小限に抑えることができる．（安藤　仁ら：時間治療の現状．時間生物学，2015：21（2）：48-52．より引用）

時間以内に最も多いことが明らかにされていますのでそれを防ぐには朝方の投薬が必要です．

　心筋梗塞や脳梗塞のように病態のリズムが明瞭な疾患（肥満，糖尿病，高血圧，癌，うつ病など）には，治療のタイミングを計って治療することが望まれます．特に時間薬理学の成果をもとにした時間治療においては，図 2-8,11 に示すように少量の薬で効果を高めて副作用を最小限に抑えることができるからです．

　時間医学（chronomedicine）は，病態のリズム解析とそれに基づく診断法と予防及び治療法の発展により，着実に発展するでしょう．そして近い将来，時間生物学を基礎として健康危機予測と予防法，診察法と治療法の体系化された時間医学が誕生することが期待されます．言い換えれば，開放系の思想を底流とした次世代の医学が創造され，発展すると思われます．

5. 鍼灸医学の時間治療

　中国伝統医学には，古くから時間治療の認識がありました．具体的には日，月，季節に応じた生活様式（ライフスタイル）を推奨し，養生法として行われてきました．また図 2-3 に示した陰陽消長は，いわば陰陽のサーカディアンリズムです．この陰陽のリズム（周期，振幅，位相）の乱れを病的状態と捉え，治療においては陰

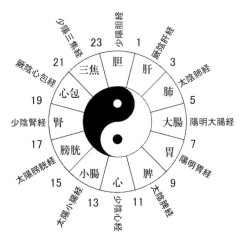

図 2-12　子午流注の図―十二臓腑-経絡時間配当図

十二臓腑-経絡の活動が旺盛になる時間配当を示した図である．子午とは時刻を表し，時刻によって臓腑-経絡の活動は異なる．このことを利用して病証に応じた治療がより効果的であるという．まさに時間治療である．

陽のリズムを調えることを目的としました．

　このように鍼灸医学は，生体リズムを基礎とした診察・治療であり，ここに時間治療の原型を見ることができます．健康であれば陰陽消長のリズムは安定しており，一定の範囲内で変動しますが，病気になると陰陽の周期，振幅，位相が乱れます．こうした認識は，やがて子午流注にみられるように明確な時間治療として発展しました．それが図 2-12 に示す子午流注―十二臓腑-経絡時間配当図です．この図に示されているように，各臓腑-経絡の活動が旺盛になる時刻は異なります．この臓腑-経絡の活動リズムを治療に応用することにより，より効果的な治療ができるとしました．

　例えば，腎虚による腰痛の治療です．腎-腎経の活動は酉の刻（17 時〜19 時）に旺盛になります．納子法では，腎虚の腰痛に対しては，腎虚を補うために腎-腎経が活動する時間帯の後の時間帯である戌の刻（19 時〜21 時）に復溜穴に補法を行うなどです．

　なお，この子午流注に科学的妥当性があるかどうか，臨床効果の検証など，今後の研究にまたねばなりませんが，時間治療という創造的な発想による治療を展開したことは驚くべきことです．

　一方，時間生物学の臨床応用として，薬物だけではなく各種物理的刺激に対する感受性についても検討が行われました．その結果，各種物理的刺激に対する感受性にも時間的配列（時刻による反応の違い）があることが明らかにされました．

　このことから考えて，鍼灸刺激に対する感受性にも時間的配列があると考えられます．筆者は，子午流注のモデルを踏まえて，鍼刺激に対する生体の感受性の時間的配列を検討するためにイヌを対象に午前（9時〜11時），午後（17時〜19時）の異なる時間帯に同一の鍼通電（周波数：15 Hz，刺激時間：15分間，強度：軽度の筋収縮，刺激部位：頸部と腰部）を行い，脳下垂体−副腎皮質系に及ぼす効果について，ACTH（副腎皮質刺激ホルモン）と血中コルチゾールを指標に検討しました．その結果，午後の時間帯の鍼刺激で ACTH（副腎皮質刺激ホルモン）および副腎皮質ホルモンの分泌量は増加を示しました．同一の鍼通電刺激であっても刺激時刻によって脳下垂体−副腎皮質系の感受性は異なることが示されました．なお，子午流注では腎に応ずる時刻は17時〜19時です．副腎皮質が腎の臓とすれば，ストレスを緩和し，ストレス抵抗性を高めるには夕方の治療が効果的であることを示唆するものです．

　このように最新の治療学である時間治療の原型がすでに中国伝統医学にあったことは，生体を開放系として捉える思想（天人合一）をベースにおく医学としては当然といえますが，そのことが子午流注として実践されていたことに驚かされます．

　時間治療の権威者であるハルバーグ（Halberg, 1919-2013）は「時間を考慮しない治療は医原性の死をもたらしているかも知れない」と述べ，治療における時間への配慮のなさに警鐘を鳴らしました．それが今，時間医学として発展し，展開されようとしています．現代西洋医学もようやく「体のリズム」の重要性に気づき始めたと言えましょう．

参考文献
1）大塚邦明：体内時計の謎に迫る．技術評論社，東京，2012
2）大塚邦明：病気にならないための時間医学．ミツマ社，東京，2007.
3）大塚邦明：時間医学とこころの時計．清流出版，東京，2015.
4）産業技術総合研究所：きちんとわかる時計遺伝子．白日社，東京，2009.
5）NHK サイエンス ZERO 取材班，上田泰己：時計遺伝子の正体．NHK 出版，東京，2011.
6）高橋清久，高橋康郎：サーカディアンリズム．中外医学双書，1980.

7) 榛葉繁紀・監修：太らない時間に食べる! 体内時計ダイエット. マガジンハウス，2010.

8) 柴田重信：食べる時間でこんなに変わる時間栄養学入門—体内時計が左右する肥満，老化，生活習慣病. ブルーバックス，講談社，東京，2023.

9) 永山治男：時間薬理学と治療—生体リズムに基づく新たな治療へのアプローチ. 朝倉書店. 東京，156-182，1985.

10) 三浦伸彦，大谷勝己：労働衛生学分野への「時間毒性」の導入—労働衛生学と時間生物学. 産業衛生学雑誌. 2015；57，21-25.

11) 安藤　仁，藤村昭夫：時間治療の現状，時間生物学，2015；21（2）：48-52.

12) 川井正久，王永鋒：針灸時間治療学—子午流注法—，谷口書店，東京，1989.

13) 矢野　忠：イヌの液性調節系，特に脳下垂体−副腎皮質系に及ぼす針通電の効果に関する研究. 帝京医学雑誌，1987；10，181-190.

第3節　皮膚と鍼灸医学　　　　　　　　　　　　　　◇　◇　◇

　　　皮膚に対してはこれまで単に体を覆う革袋としての認識でした. それが近年の皮膚科学，皮膚医学の発展により，皮膚の概念が大きく変わりました. 皮膚は人体最大の臓器であり，その機能は第三の脳，皮膚は考えるといったように捉えられるようになりました. さらに皮膚は生体防御の最前線として，人体を様ざまな異物（細菌，ウイルスなどの病原微生物など）から衛っていることが明らかになってきました. 本節で皮膚の機能に関する新しい知見を紹介するとともに，そのことを基に体表を診察・治療の場としている鍼灸医学の更なる可能性と発展性について概説します.

1. 皮膚は外に出た臓器

　体表を覆う皮膚を広げると成人で$1.6〜1.8\,m^2$にも達し，その重量はおよそ$3〜5\,Kg$にもなります. このように皮膚は人体最大の臓器です. しかも皮膚は外に出た臓器であることから，内臓に対して「外臓」と表されることもあります.

　皮膚については，これまで外界の様ざまな侵襲から身体を衛る防御膜，革袋として捉えられてきましたが，それだけではなく，皮膚には驚くような装置と機能があることが分かってきました.

　近年の皮膚科学，皮膚医学の進歩により，皮膚は防御膜以外に体温調節，物質の

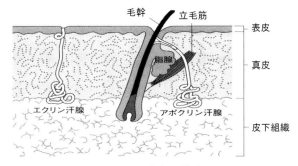

図2-13　皮膚の構造

皮膚の構造は,「表皮」「真皮」「皮下組織(脂肪)」の3層構造である. 皮膚の厚さは, 部位によって異なるが, 平均2mm程度である. 最外層の「表皮」はわずか0.2mmと薄い.

分泌・排泄・合成, 免疫, 経皮吸収, 感覚受容などといった多様な機能を持っていることが分かってきました. これらの機能は生体の恒常性保持機構(ホメオスタシス)の調整・維持に深く関わるとともに, 精神の健康状態にも重要な働きをしています. もし皮膚を損傷するとそれらの機能が働かなくなり, 身心の健康を維持することができなくなります. それだけに皮膚は, とても重要な臓器と言えます.

2. 皮膚は第三の脳
1) 表皮と神経組織は同じ

　近年, 皮膚は"第三の脳"とも, また"皮膚は考える"とも言われています. なぜ, 皮膚は第三の脳であり皮膚は考えると言われるのか, その根拠は発生学から読み取ることができます.

　皮膚の構造は, **図2-13**に示すように「表皮」「真皮」「皮下組織(脂肪)」の3層構造です. このうち表皮が外胚葉から, 真皮と皮下組織は中胚葉から発生します. 表皮と同じ外胚葉から発生する組織が神経系です. すなわち発生学的には表皮と神経系は同じなのです. したがって表皮は, 神経系と同じ働きをすることが想定され, そのことが明らかになったのは最近のことです.

　皮膚の厚さは部位によって違いますが, 平均2mm程度です. そのうち表皮はわずか0.2mmと薄いのですが, この薄さに驚くような装置と働きが内包されています.

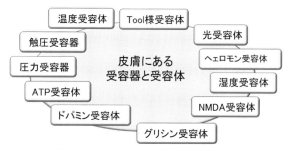

図 2-14　皮膚にある受容器と受容体

皮膚には色々な受容器と受容体があり，まるでセンサーのシートのようである．これらにより外界の様ざまな情報を受容し，伝達し，処理する．まるで外に露出した脳である．

2) 皮膚はインターフェース

皮膚は常に外界と接し，外界から様ざまな情報を受容します．また，生体内の状態を高感度のディスプレーのように皮膚に映します．このように皮膚は外界の情報を感受し，それを体内に伝え，処理し，その反応を皮膚に投影します．このことから皮膚はまるでインターフェースのように働き，様ざまな情報を受容し処理します．このことは脳の情報処理に似ていることから，皮膚は外界に露出した薄い脳であり，第三の脳と例えられます．

3) 皮膚はセンサーの膜

これまでの皮膚は，身体表面を覆う革袋，防御膜としての認識で捉えられてきましたが，その防御膜に多種多様な受容器，受容体が存在しています．それは，多様なセンサーが敷きつめられた膜のようです（**図2-14**）．

受容器とは，刺激を受ける感覚器官のことで，物理的・化学的エネルギーを電気信号に変える変換器です．一方の受容体は，化学物質や外部環境の変動などの信号を受けとる分子のことで，細胞膜や細胞質内に存在し，特定の立体構造をした蛋白質でできています．受容体に結合する物質をリガンドといい，特定のリガンドと結合すると細胞内情報に変換されます．なお，リガンドと受容体は酵素のように鍵と鍵穴の関係にあります．

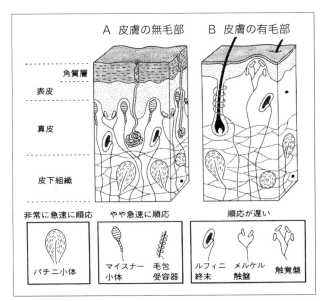

図2-15　皮膚に存在する触圧覚受容器
皮膚に存在する触圧覚受容器には，パチニ小体，マイスナー小体，ルフィニ終末，メルケル触盤，触覚盤，毛包受容器があります．有毛部と無毛部では，分布する触圧覚受容器の種類は異なります．（図は，山口　創：皮膚感覚の不思議―「皮膚」と「心」の身体心理学，ブルーバックス，講談社，東京，2006 年より引用）

(1) 皮膚の受容器（感覚器）

　皮膚に存在する受容器（感覚器）には，触圧覚受容器，温度受容器，侵害受容器などがあります．**図2-15** は，皮膚に存在する触圧覚受容器を示します．

　触圧覚受容器には，パチニ小体（振動覚），マイスナー小体（接触したエッジの鋭さを検出），ルフィニ終末（局所的な圧迫や遠方からの引っ張りに反応），メルケル触盤（垂直方向の変形に反応，物体の材質や形を検出），触覚盤（圧覚と低周波の振動を感知），毛包受容器（体毛の曲がるのを感知）などがありますが，有毛部と無毛部では分布する触圧覚受容器の種類は異なります．

　無毛部の皮膚（手のひらや足の裏）は，接触した対象物の情報（表面のザラツキ具合，エッジの鋭さなど）を探ろうとするのに対して，有毛部の皮膚は何かが接触したときの皮膚の感覚（触られているのか，押されているのか等）を判別しようとします．

　温度受容器は，温度変化に特異的に応答する神経線維の先端部分の自由神経終末です．これには温受容器（温線維）と冷受容器（冷線維）とがあり，前者はほとんどが無髄のC線維であり，後者が有髄のAδ線維です．

　侵害受容器は，痛みの受容器で無髄のC線維と有髄のAδ線維の自由神経終末です．C線維の神経終末はポリモーダル受容器と呼ばれ，非侵害レベルから侵害レベルまでの広範囲な刺激に反応します．しかも機械的刺激，温熱的刺激，化学的刺激にも応ずる性質を有しています．川喜田は，機械的刺激である鍼や温熱的・化学的刺激である灸を経穴部に行うことから経穴部にはポリモーダル受容器が存在するとし，経穴との関連性（経穴のポリモーダル受容器説）を提唱しています．（川喜田健司：鍼灸刺激の末梢受容機序とツボの関連，日本生理誌，1989：51：303-315.）

(2) 皮膚の受容体

　受容体は，化学物質や外部環境の変動（気温，湿度など），病原微生物などの信号を受けとる分子のことです．以下に皮膚に存在する受容体について説明します．

①温度受容体

　皮膚にはいろいろな受容体があります．その1つが温度受容体です．温度受容体は，TRP（Transient Receptor Potential）型受容体とTRP以外の型の2つに分けられます．ヒトのTRPは，現在までのところ28種類が発見されています．これらのTRPは温度を感知するだけでなく，酸素濃度，無機イオン濃度（マグネシウムなど），細胞の浸透圧，さらには味覚の感知やフェロモン受容のシグナル伝達にも関わっていることが知られています．

　表2-2に温度受容体を，**図2-16**に温度受容体の温度受容範囲を示します．

　温度受容体の中でも鍼刺激と深く関わるのがTRPV1です．TRPV1は侵害性熱刺激受容に関与する受容体で，カプサイシン受容体とも言われています（カプサイシンは，唐辛子に含まれている成分）．

　TRPV1が侵害性熱刺激受容に関与することについては，TRPV1欠損マウス（遺伝子操作によりTRPV1を発現させる遺伝子が欠損したマウス）で明らかにされています．TRPV1欠損マウスでは，カプサイシン投与で痛み反応を示さず，熱刺激感受性も低下し，熱性痛覚過敏が見られないということから，炎症性疼痛発生にTRPV1が関与することが明らかにされました．さらにTRPV1は最近の研究か

表 2-2　温度受容体

TRP 型の温度受容体			TRP 型以外の温度受容体	
TRPV1 (熱い)	TRPV4 (暖かい)	TRPM5 (暖かい)	TREK-1 (冷たい)	BNC1 (冷たい)
TRPV2 (熱い)	TRPM2 (暖かい)	TRPM8 (冷たい)	P2X3 (暖かい)	ACCN2 (冷たい)
TRPV3 (暖かい)	TRPM4 (暖かい)	TRPA1 (冷たい)	Na/K ATPase (冷たい)	ACCN3 (冷たい)

現在までに TRP イオンチャネルスーパーファミリーに属する 9 つの温度受容体が知られている．それは TRPV1，TRPV2，TRPV3，TRPV4，TRPM2，TRPM4，TRPM5，TRPM8，TRPA1 である．TRPV1，TRPV2 は熱刺激受容を，TRPV3，TRPV4 は温刺激受容を，TRPM8，TRPA1 は冷刺激受容に関わる．また，TRPV3，TRPV4 は感覚神経のみならず皮膚の表皮（角化）細胞（ケラチノサイト）にも発現しており，皮膚の角質細胞で温度を受容する．TRPV1 は後根神経節の小径細胞，すなわち C 神経線維の細胞体に発現している．

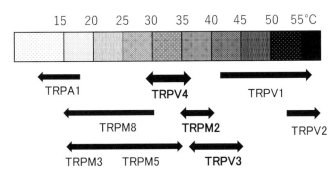

図 2-16　温度受容体の温度受容範囲

温度受容体には，それぞれの温度受容範囲がある．温灸は TRPV3，TRPV1 が関与し，透熱灸は TRPV1，TRPV2 が関与すると思われる．（郷康広，颯田葉子：環境を〈感じる〉-生物センサーの進化，岩波科学ライブラリー 159，2009.[8] より改写引用）

ら機械的刺激による痛覚過敏や神経因性疼痛の発生にも関与している可能性もあるとされています

　こうした研究成果を踏まえて神田，川喜田らは鍼刺激や灸刺激によるフレアー現象の発現にも TRPV1 が関与しているのではないかと考え，TRPV1 ブロッカーを用いて検討したところ，鍼刺激，灸刺激で生じるフレアー［感覚神経（C 線維）の軸索反射により神経の末端から CGRP が放出されて血管が拡張し，紅斑が生じる

現象〕が消失したことから，鍼刺激，灸刺激は TRPV1 受容体を介して感覚神経を興奮させていると報告しています．（神田浩里，岡田薫，川喜田健司：鍼灸刺激で誘発されるフレア反応に関与する受容体の検討，全日本鍼灸学会雑誌，2010：60（5）：802-810．）

　灸については，図 2-16 の温度受容体の受容温度範囲に示すように，温灸刺激（一般的には 45℃以下）では TRPV3 と TRPV1 が，透熱灸の熱刺激（熱傷を引き起こす温度）には TRPV1 と TRPV2 の関与が考えられます．TRPV2 は約 52℃という温度閾値をもつ高熱刺激受容体で TRPV1 とよく似ていますが，カプサイシンやプロトンには感受性を持たないとされています．

②光受容体

　傳田らは，表皮のバリアを破壊したうえで白色，黒色，赤色，青色の光（電磁波）を照射したところ，赤色の光でバリアの回復は促進し，青色の光でバリアの回復は抑制したと報告しています．このことは表皮の細胞には光（電磁波）を弁別し，生体反応を制御する機能があることを示すものです．つまり表皮には網膜のように光を感受する装置が組み込まれているということを示すものです．

　傳田らは，このことを明らかにするために免疫組織化学的な手法（抗ロドプシンの抗体や抗オプシンの抗体）によって，表皮にロドプシン（網膜の光受容細胞にある視物質で視紅とも言われている）やその蛋白質であるオプシン（視物質中の蛋白質の総称でレチナールと結合してロドプシンを合成）が存在することを明らかにしました．それらの物質が表皮に存在するということは，光を感受することができるということを意味します．すなわち皮膚には，光を読み取る機能があるということです．

　私たちは，植物が光に反応することを当たり前のことと理解しています．植物にはフィトクロムという光を感受する物質があり，昼夜を判別しています．植物のことを思えば，ヒトの皮膚にも光を感受する装置があっても不思議ではないはずですが，これまでは不明でした．それが傳田らの研究により皮膚は光を感受し，その情報を生体に伝え，生体反応を調節していることが明らかにされました．ただし網膜のように光を知覚し，視覚情報を得ることはできません．

③病原体（異物侵入）センサー──Toll 様受容体（TLR）とタイトジャンクション

　体表は，細菌，ウイルスや真菌，ダニなど，様ざまな異物の侵入に晒されています．それらを防いでいるのが体表のバリア機能であり，病原体センサーの Toll 様

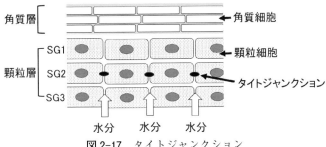

角質層 [←角質細胞
顆粒層 [SG1 ←顆粒細胞
SG2 ←タイトジャンクション
SG3
水分　水分　水分

図 2-17　タイトジャンクション

タイトジャンクション（TJ）とは，細胞同士を接着させる"細胞接着装置"のことで，皮膚では表皮の顆粒層に存在する．顆粒層には SG1，SG2，SG3 があるが，TJ は SG2 の細胞間に存在する．

受容体（TLR）の機能です．TLR は異物侵入センサーとも言われており，自然免疫において重要な役割を担っています．

　体表の物理的なバリアには，角質バリアとタイトジャンクションバリアの2つのバリアがあります．これらの物理的バリアによって異物の侵入を防御していますが，タイトジャンクションバリアは TLR からの指令によってバリア機能を発揮します．

　なお，タイトジャンクション（TJ）とは，細胞同士を接着させる"細胞接着装置"のことで，皮膚では表皮の顆粒層に存在します（顆粒層の細胞を表面から SG1，SG2，SG3 と名付けると TJ は SG2 の細胞間のみに存在します．**図 2-17**）．

　Toll 様受容体は様々な生物の細胞に見られますが，ヒトの TLR のファミリーは 11 個あるとされています．11 個の TLR は，それぞれ特異的なリガンド（特定の受容体に特異的に結合する物質）を有し，その局在も異なります．表皮の角質細胞は，ほとんどすべての TLR を発現し，感染や外傷機転に応じてサイトカイン（細胞から分泌される低分子の蛋白質で生理活性物質の総称）や抗菌ペプチド（ディフェカシンやカセリサイディン）を誘導します．まさに自然免疫として体表の最前線で生体防御機能を担っているのです．

　加えて TLR が細菌やウイルスの成分を認識すると，タイトジャンクションのバリア機能を強化します（**図 2-18**）．このバリア機能強化は，皮膚のバリア機能を強化する大変重要な生体防御装置です．

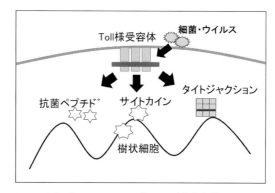

図 2-18　タイトジャンクションと Toll 様受容体による生体防御
Toll 様受容体は，ウイルスや細菌などの侵入を見張るセンサーとして働く．異物の侵入を検出した Toll 様受容体は，自然免疫による生体防御機構を発動させるとともにタイトジャンクションを形成して生体を異物から防御する．

④その他の受容体

　記憶に関連する NMDA 受容体（脳の神経細胞のシナプスに発現しており，記憶や学習に欠かせない受容体でグルタミン酸を受け取ると，細胞内へカルシウムイオンを通過させ，学習記憶に必要な生化学的反応を引き起こす．），情動と深く関係するドパミン受容体（神経伝達物質であるドパミンと結合する受容体）が表皮の細胞にみられます．その他にも GABA 受容体（中枢神経系における主要な抑制性神経伝達物質），グリシン受容体（イオンチャンネル型受容体でグリシンが作用すると神経細胞の活動性を低下させる．）が発見されています（**図 2-14**）．

　これらの受容体は，今のところ皮膚においてどのような生理的機能を担っているのか，詳細は分かっていません．しかし，これらの受容体は脳や脊髄において情報処理に関係する受容体であることから，皮膚における情報処理に関与している可能性があるとの指摘があります．

3. 皮膚と内部環境

　皮膚には従来の受容器の他に驚くほど多くの受容体があります．まるで皮膚は，多種多様なセンサーでできた薄いシートのようです．この皮膚にある多様なセンサーのシートで様ざまな外界の情報を受容し，体内に伝達し，処理します．その目

的は，体内の環境（内部環境）を良い状態に維持するためです．

　人体の内部環境を良い状態に維持する機構を恒常性保持機構（ホメオスタシス）と言います．例えば体温調節です．気温が高くなると皮膚血管は拡張し，放熱をさかんにして体温が上昇しないようにします．それでも追いつかないときは発汗して上昇する体温を下げようとします．逆に気温が低下すると皮膚血管は収縮して放熱を抑制し，体温が下がらないようにします．それでも追いつかないときは震え（筋肉の収縮）を起こして産熱し，低下する体温を上げようとします．

　同様に，血糖値においても血糖値が高くなるとエネルギー消費を高めたり，グリコーゲンや脂肪に転換したりして下げます．逆に血糖値が低くなるとグリコーゲンや脂肪を分解して血糖値を上げます．

　体温や血糖値の例で示したように様ざまな生体機能は動的平衡により調節され，内部環境は正常範囲内に維持されます．その機構がホメオスタシスで，それは多くの制御系により構成されており，それらのネットワークによる多重制御により人間の健康は維持されています．そのために，外界からの様ざまな情報を読み取り，環境変化に適応できるようにすることが皮膚の役割として非常に重要です．

　その重要な役割を担う皮膚を診察・治療に最大限利活用しているのが鍼灸医学です．皮膚には多様な機能があるだけに，皮膚へのアプローチにより多様な効果を得ることが期待されます．実際，鍼灸医学では，図 1-5 に示したように多様な臨床的効果があると報告されています．

　鍼と灸という極めてシンプルな用具を用いた鍼灸治療で，なぜ，これほど多くの効果をあげることができるのか．それは内在する自然治癒力を扶（たす）けることによります．すでに述べたように，体はホメオスタシスにより，常に良好な内部環境に調節・維持されています．つまりホメオスタシスは，自然治癒力そのものでもあります．そのホメオスタシスが正常に機能するには外部情報を感知し，受容する皮膚が必要です．ここに体表医学として鍼灸医学の大いなる可能性と魅力があります．

参考文献
1) 田上八郎：皮膚の医学─肌荒れからアトピー性皮膚炎．中央公論新社，東京，2000.
2) 傳田光洋：皮膚は考える．岩波科学ライブラリー112，岩波書店，東京，2005.
3) 傳田光洋：第三の脳，皮膚から考える命，こころ，世界．朝日出版社，東京，2007.
4) 傳田光洋：皮膚感覚と人間のこころ．新潮選書，新潮社，東京，2013.

5）傳田光洋：驚きの皮膚．講談社，東京，2013.
6）傳田光洋：賢い皮膚―思考する最大の〈臓器〉．ちくま新書，筑摩書房，東京，2013.
7）傳田光洋：皮膚はすごい―生き物たちの驚くべき進化．岩波科学ライブラリー285，岩波書店，東京，2019.
8）郷康広，颯田葉子：環境を〈感じる〉―生物センサーの進化．岩波科学ライブラリー159，岩波書店，東京，2009.
9）富永真琴：生体はいかに温度をセンスするか― TRP チャネル温度受容体．日生誌，2003；65（4・5）：130-137.
10）富永真琴：TRPV4チャネルと機械刺激受容．生物物理，2005；45：268-271.
11）富永真琴：温度受容体の分子機構― TRP チャネル温度センサー．日薬理誌，2004；124：219-227.
12）大谷哲久，古瀬幹夫：タイトジャンクションの構造・機能連関の新しい視点．*Journal of Japanese Biochemical Society*，2020；92（5）：731-734.
13）茂木登志子：体をつくって守る上皮細胞のタイトジャンクション．ヘルシスト250，2018；2-7.
14）久保亮治：新たな皮膚タイトジャンクションバリア・角質層バリア機能評価方法の開発．コスメトロジー研究報告，2013；21，：61-64.

第4節　皮膚は天然の化学工場　　　◇　◇　◇

　皮膚には，もう一つ驚くべき機能があります．その機能とは，皮膚が天然の化学物質である生理活性物質を合成し，分泌するということです．皮膚で合成・分泌される生理活性物質には，コルチゾール，オキシトシン，ドパミン，ノルアドレナリン，アドレナリン，ACTH，βエンドルフィン，グルタミン酸，ATP，サブスタンスP，一酸化窒素等があります．これらの物質の多くは脳内にある生理活性物質と同じです．このような重要な物質を皮膚が産生するのです．これまで皮膚は革袋であり，バリアであると捉えられてきましたが，第3節で紹介したような外界の情報を感知するセンサーであることから，皮膚はまるで脳のようであると指摘されています．

　本節では，脳のような皮膚を診察と治療の場としている鍼灸医学の素晴らしさと臨床における可能性について概説します．

1. 皮膚は化学工場

　皮膚には，驚くほど多くの受容器，受容体があります．まるで皮膚は，多種多様なセンサーが埋め込まれたシートのようです．この皮膚の多種多様なセンサーシートでもって様ざまな外界の情報を感知し，体内に伝達し処理します．その目的は，生体の内部環境を良い状態に維持し環境に適応するためです．

　そして皮膚には，もう一つ驚くべき機能があります．それは皮膚への刺激で天然の化学物質である生理活性物質が合成・産生されることです．まるで皮膚は天然の化学工場のようです．

　生理活性物質は，生体の生理機能の維持および調節に必要不可欠な物質群の総称で，生体のシグナル伝達に対し強い活性を有します．生体に作用し様ざまな生体機能を制御する化学物質で，わずかな量で生体反応を引き起こします．代表的なものに，ホルモンや神経伝達物質，サイトカイン，ビタミンやミネラル，核酸，酵素などがあります．あまりにも微量なためにこれまで検出できなかった物質が，近年多数発見され，中には医薬品として開発されたものもあります．

　図2-19は，皮膚で産生される生理活性物質を示します．コルチゾール，オキシトシン，ドパミン，ノルアドレナリン，アドレナリン，ACTH，βエンドルフィン，グルタミン酸，ATP，サブスタンスP，一酸化窒素（nitric oxide：NO）等，多くは脳内にある物質と同じですが，皮膚での作用についてはまだ解明されていな

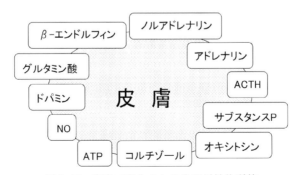

図2-19　皮膚で産生される生理活性物質等
皮膚（への刺激）で様ざまな生理活性物質等が産生される．皮膚で産生される生理活性物質等の多くは脳内にある物質と同じであるが，皮膚での作用についてはまだ解明されていない物質が多くある．

い物質も多くあります.

2. 皮膚が創る生理活性物質の働き

　ここではある程度，作用が解明されつつあり，鍼灸治療の効果と関連する（であ
ろう）物質について説明します.

1) 一酸化窒素（NO：nitric oxide）

　NO には，血管拡張作用や血小板凝集抑制作用があります. 血管拡張作用は，内
皮細胞由来の血管弛緩因子（endothelium-derived relaxing factor：EDRF）が放
出されることによって血管は拡張しますが，その血管内皮由来の血管弛緩因子の一
つが NO です. 血管内皮細胞から放出された NO は内皮細胞に隣接した血管平滑
筋細胞へ拡散し，血管弛緩反応を引き起こし血管は拡張します.

　血管拡張作用を有する NO が，皮膚への動的な機械的刺激で産生されることが
明らかにされました. ヘアーレスマウス（ヌードマウスとは異なり免疫機能は正常
なマウス）を対象に皮膚への無刺激と，静的な機械的刺激（接触刺激）および動的
な機械的刺激（擦るような刺激）の NO 産生に及ぼす効果を比較したところ，動
的な機械的刺激，すなわち擦るような刺激が最も効果的であることが分かりました
（図 2-20）.

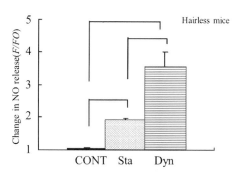

図 2-20　皮膚への機械的刺激の種類による一酸化窒素（NO）の産生に及ぼす効果
ヘアーレスマウスを対象に 10 分間の無刺激と静的機械的刺激および動的機械的皮膚刺激
後の NO の産生に及ぼす効果を比較したところ，動的な機械的刺激（擦るような刺激）が
最も効果的であった.（図は，Kazuyuki Ikeyama, et al:Neuronal Nitric Oxide synthase in
Epidermis is involved in cutaneous circulatory response to mechanical stimulation, *Journal of
Investigative Dermatology*, 2010；130：1156-1166. より改写引用）

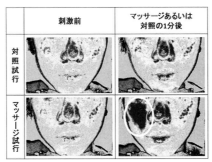

図 2-21　顔面部へのマッサージローラー刺激による皮膚血流量の変化
5 分間のマッサージローラー刺激 1 分後の顔面血流の測定例．対照例では変化していない
が，刺激例では右頬部分の血流量が増加（赤色）．レーザースペックル法による計測．（図
は A Miyaji, K Sugimori, N Hayashi：*Complementary Therapies in Medicine*. 2018：41：271-276.
より引用）

　すなわち皮膚を擦るような機械的刺激（マッサージの軽擦法など）を与えると
NO が産生されて皮膚血管は拡張し，皮膚血流は増加することになります．実際，
ヒトの顔面部にマッサージローラーで 5 分間刺激すると皮膚血流量は 10 分間以上
にわたって 20％増加したと報告されています（**図 2-21**）．

2) コルチゾール

　コルチゾールは，ストレス負荷により視床下部-脳下垂体-副腎皮質系（HPA 軸）
を介して副腎皮質から分泌されることからストレスホルモンとも呼ばれています．
コルチゾールの代表的な作用は免疫抑制作用と抗炎症作用で，自己免疫疾患や各種
の炎症疾患の治療に使用されます．

　ハンス・セリエのストレス学説では，身体的，精神的ストレスを受けると身体は
いったんひるみます（警告反応期のショック期）が，副腎皮質からコルチゾール
（副腎皮質ホルモン）が分泌されストレスに抵抗します（警告反応期の反ショック
期を経て抵抗期）．しかし，長期にわたりストレスを受けると過剰に分泌されたコ
ルチゾールにより身体は疲弊し，汎適応症候群（疲憊期）へと進展します．つまり
ストレス病になります．

　ストレス反応は様ざまな部位に現れますが，よく現れる部位の一つが皮膚です．
精神的ストレスによってコルチゾールの合成・分泌が促進されると表皮に存在する

コルチゾールなし　　　　　　　コルチゾールあり

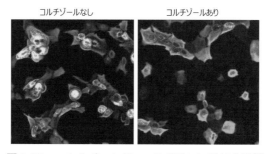

図2-22　コルチゾールがフィラグリンに及ぼす影響
培養表皮細胞にコルチゾールを添加するとフィラグリンが減少する.
(ポーラ，ニュースリリース，2018年6月11日，ストレスが肌のうるおいを奪うメカニズムを解明，ストレスホルモンの影響を解消するオリジナルエキスを開発，より)

アクネ菌受容体（Toll様受容体2）の発現を促進させることが分かりました.そうなると表皮に常在しているアクネ菌に対する感受性が高くなり，ニキビの炎症反応を悪化させ，ストレスニキビを生じさせることになります.（資生堂，ニュースリリース，2009年10月による）

　またストレスにより血中コルチゾールが増加すると肌のうるおいが損なわれます.培養表皮（角化）細胞（ケラチノサイト）による研究では，表皮（角化）細胞（ケラチノサイト）にコルチゾールを添加するとフィラグリン（肌にうるおいを与える蛋白質で表皮の顆粒細胞で産生，多数の水分子と結合して角層内の水分を保持）が減少します（図2-22）.

　このように副腎皮質から分泌されるコルチゾールは抗ストレス性に作用しますが，慢性的なストレス状態では過コルチゾール血症となり，皮膚においては肌荒れが発症します.

　一方，皮膚にストレスをかけると脳にストレスをかけたときと同様にコルチゾールが合成・分泌されます.例えば高湿度あるいは低湿度をストレス刺激として，皮膚におけるコルチゾールの合成に及ぼす影響をみた研究によると，培養した皮膚を高湿度の状態（湿度100%）と乾燥した状態（湿度10%）に48時間晒した後の変化を調べたところ，乾燥に晒された皮膚ではコルチゾールを合成する酵素の遺伝子量も培養液中のコルチゾールも大きく増えることが明らかになりました.すなわち乾燥は皮膚への悪玉ストレスとして作用することが示されました.（K. Takei, S. Denda, J. Kumamoto and M. Denda："Low environmental humidity induces synthesis and release

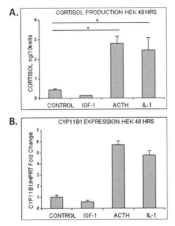

図2-23　IL-1のコルチゾール産生と合成酵素への影響
A：IL-1はACTHと同様にHEKでコルチゾール産生を高めたが，IGF-1はそれを阻害した．
B：IL-1とACTHはHEKでCYP11B1発現を高めたが，IGF-1はそれを阻害した．
（ACTHはコルチゾールの分泌を促進させるホルモン，IGF-1はインスリン様成長因子：皮膚の成長を促進，HEKはヒト表皮角化細胞，CYP11B1はコルチゾールの合成酵素）
（Sasa Vukelic et al.：Cortisol synthesis in epidermis is induced by IL-1 and tissue injury. *J Biol Chem.* 2011 Mar 25：286（12）：10265-10275. より引用）

of cortisol in an epidermal organotypic culture system", *Exp. Dermatol.*, 22(10)(2013), 662-664, DIO：10.1111/exd. 12224.）

　また皮膚にストレス（傷つける）を加えるとコルチゾールの合成が高まるという報告があります．その報告によると皮膚への傷によりインターロイキン（IL-1β）が放出され，IL-1βはコルチゾールを合成する酵素を増やしてコルチゾールの産生を高めるということが明らかにされました．つまり皮膚の傷は，肌荒れを促進すると言うことです（**図2-23**）．

　このように皮膚も脳（精神，心）と同様にストレスを感受し，ストレス反応を引き起こします．すなわち，脳で受けたストレスも皮膚で受けたストレスも共にコルチゾールの合成・分泌を高めることから，皮膚は脳と同様の反応を示すことが理解されます．

　古来，「お肌は健康のバロメータ」と言い伝えられてきましたが，「お肌」を重視してきたのが鍼灸医学です．繰り返しますが，鍼灸医学は体表医学として発展してきました．体表に映し出される様ざまな所見（微細な変化も含めて）をつぶさに観

察（視て触って）し，身心の状態を把握しようとしてきました．また，身心の変調
が皮膚に様ざまな所見として現れることは明白です．皮膚は「第三の脳」と言われ
ているように，皮膚は精神状態を写す鏡でもあります．これらのことから“から
だ”は身心一如であることを皮膚が如実に語っているように思います．「第三の脳」
と言われる皮膚を通して鍼灸医学の魅力，奥深さを見つけ出すことができます．

3）オキシトシン

（1）オキシトシンの作用

　オキシトシンは，視床下部の視索上核と室傍核の細胞から産生されるホルモンで
す．図 2-24 に示すようにオキシトシンを産生する細胞には，大細胞と小細胞があ
ります．大細胞から産生されるオキシトシンは，神経分泌により下垂体後葉へ輸送
され，血管を介して子宮や乳腺に作用します．これらは子宮収縮ホルモン，射乳ホ
ルモンとして知られています．一方の小細胞から産生されるオキシトシンは，脳内
に分泌され，神経伝達物質として脳内のオキシトシン受容体に作用します．脳内の
縫線核，海馬，青斑，黒質，迷走神経細胞，嗅脳などにはオキシトシン受容体があ

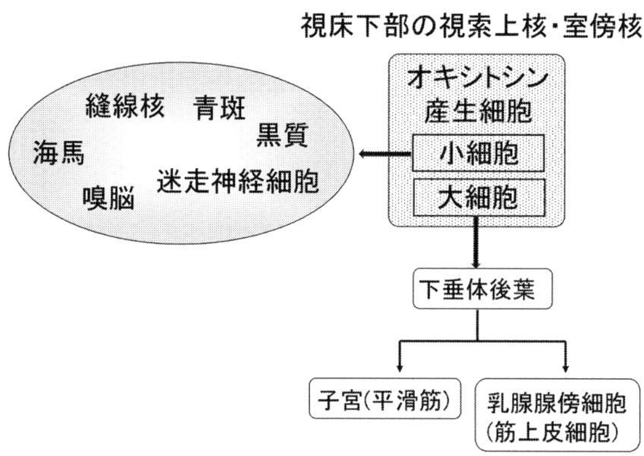

図 2-24　オキシトシンの産生部位と脳内への分泌
視床下部の視索上核と室傍核の細胞で，オキシトシンは産生される．オキシトシンを産生
する細胞には大細胞と小細胞があり，前者は神経分泌によりオキシトシンを下垂体後葉へ
輸送し，血管を介して子宮や乳腺に作用する．後者は脳内に分泌され，神経伝達物質とし
て脳内（縫線核，海馬，青斑，黒質，迷走神経細胞，嗅脳など）のオキシトシン受容体に
作用する．（シャステイン・ウヴネース・モベリ：瀬尾智子，谷垣暁美・訳：オキシトシン―私
たちのからだがつくる安らぎの物質，晶文社，東京，2012．を参照に作図）

ることからこれらの部位に作用します.

　脳内で神経伝達物質として作用するオキシトシンの働きは, ノックアウトマウス (オキシトシン受容体が欠損したマウス) の研究では, 攻撃性が上昇すること, 子育て能力 (子どもを巣に連れ帰る行動や子どもに覆いかぶさる行動など) が低下すること, 個体認識能力が低下すること (社会的健忘症) などの社会的行動障害が生じると報告されています.

　このようにオキシトシンは, 社会生活をおくるうえでとても重要な物質です. この他にも多くの生理的作用があります. 例えば, ①鎮痛作用, ②傷の治癒促進, ③コルチゾールの低下 (ストレス緩和), ④筋緊張緩和, ⑤抗恐怖作用, ⑥学習能力向上, ⑦絆の形成などです.

(2) オキシトシンとタッチ

　オキシトシンは, 接触によって脳内で増えることがわかっています. お互いに触れ合うことで, 両者は良好な関係になると言われています. すなわちオキシトシンは, 人と人との良好な関係を形成するということです. そういったことから, オキシトシンは「愛のホルモン」「幸せホルモン」などと呼ばれています.

　この「愛のホルモン」とも言われているオキシトシンですが, 視床下部の室傍核

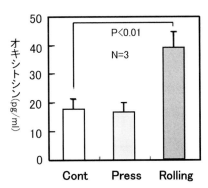

図 2-25　機械的刺激を与えたマウス皮膚切片からのオキシトシン放出
皮膚へは静的な圧刺激よりは動的なローリング刺激の方が, オキシトシンの合成・分泌を増加させるのに効果的であった. 対象はヘアーレスマウスの背部の皮膚とし, 刺激物は直径2 cm, 高さ2 cm, 重量53 gの円柱を置く (press) あるいは転がす (rolling) とし, 1時間刺激した. (図は, 傳田澄美子, 傳田 光洋, 他：マッサージ評価法, 公開特許公報 (A)_マッサージ評価方法, 出願番号2008290408, 資生堂, 2010. より引用)

や視索上核の細胞だけでなく，表皮（角化）細胞（ケラチノサイト）でも合成，分泌されることがわかってきました.

　図2-25は，ヘアーレスマウスの背部の皮膚に機械的刺激（静的圧迫とローリングによる圧迫）を加えたときのオキシトシンの放出量を示します. 図に示すように刺激の与え方によってオキシトシンの分泌量は異なり，ローリングによる刺激（マッサージ様）が効果的です.

　このように脳内にあって精神活動や情動と深く結び付いている生理活性物質であるオキシトシンが，なぜ皮膚からも分泌されるのか. その理由は明らかではありませんが，脳と同様に皮膚は外界の様ざまな情報を受容し，その情報を処理し，その結果に基づいて全身の生理機能や心までをも制御するためではないかと，この分野の第一人者傳田光洋は述べています.

3. 脳機能を調える鍼灸医学

　図2-19に示したようにコルチゾール，オキシトシン，ドパミン，ノルアドレナリン，アドレナリン，ACTH, βエンドルフィン，グルタミン酸，ATP, サブスタンスP, NO（一酸化窒素）等の様ざまな物質が皮膚への刺激により皮膚から分泌されることがわかってきました. これらの物質の多くは脳内の生理活性物質と同じですが，皮膚においてどのように作用するのかはまだ明らかではありません.

　しかし，一部の物質は，脳と同様に皮膚においても働いています. すなわち，皮膚への刺激は神経生理学的には脳に伝達され，脳で何らかの反応を起こしますが，その反応が皮膚においても起こっているということです. 皮膚は第三の脳と言われるように，外界の様ざまな情報を受容し，体内に伝達して内部環境を良い状態に改善し，身心の健康を維持しようとします. その過程で，皮膚上に様ざまな反応を映し出します.

　皮膚を診察し，治療の場としている鍼灸医学は，まさに第三の脳である皮膚を介して脳の機能を調え，身心の不調を改善させて健康状態に戻そうとします. そして，さらにより高次の健康レベルへと導くことを可能とする医学が鍼灸医学です. その治効原理が自然治癒力であることから，健康維持・増進，予防，未病治において鍼灸医学は本来のちからを発揮することができると確信しています.

参考文献

1) 傅田光洋：皮膚は考える．岩波科学ライブラリー112，岩波書店，東京，2005.

2) 傅田光洋：第三の脳，皮膚から考える命，こころ，世界．朝日出版社，東京，2007.

3) 傅田光洋：皮膚感覚と人間のこころ．新潮選書，新潮社，東京，2013.

4) Kazuyuki Ikeyama, et al：Neuronal Nitric Oxide synthesis in Epidermis is involved in cutaneous circulatory response to mechanical stimulation, *Journal of Investigative Dermatology*, 2010；130：1156-116.

5) A Miyaji, K Sugimori, N Hayashi：*Complementary Therapies in Medicine*, 2018；41：271-276.

6) Sasa Vukelic et al：Cortisol synthesis in epidermis is induced by IL-1 and tissue injury. *J Biol Chem*, 2011 Mar25；286（12）：10265-10275.

7) シャステイン・ウヴネース・モベリ：瀬尾智子，谷垣暁美・訳：オキシトシン―私たちのからだがつくる安らぎの物質．晶文社，東京，2012.

8) 傅田澄美子，傅田光洋・他：マッサージ評価法．公開特許公報（A）_マッサージ評価方法，出願番号2008290408，資生堂，2010.

第3章　自然治癒力・自然免疫・プラセボと鍼灸医学

　人は，決して環境から分離独立した閉鎖系ではなく，環境との情報を交流する開放系です．そのような認識が，「自然とともに」「自然に順って」「自然に生かされている」といった素朴な思想を育みました．その思想が「天人合一」です．天である自然を大宇宙（マクロコスモス macrocosmos），人を小宇宙（ミクロコスモス microcosmos）とみなし，人は自然の摂理によって生命活動を営んでいると捉えます．このような思想は，現代のエコロジーに通じます．

　本章では，鍼灸医学がいかに自然の摂理に基づいた医学であるかを自然治癒力，自然免疫，プラセボ（プラシーボ）から検討し，非薬物療法としての鍼灸医学の特色について概説します．

第1節　自然治癒力と鍼灸医学　　　　　　　　　◇ ◇ ◇

　　医師をはじめ医療関係者のなすべきことは自然治癒力を支援すること，このことについては洋の東西を問わず，古くから言い伝えられてきました．しかし，医科学の発展にともない治療において人工的介入が支配的になり，このことへの懸念が指摘されています．一方，鍼灸医学は鍼と灸による非薬物療法であることから，その治効原理は自然治癒力によります．
　　本節では，1. 医学の基本は自然治癒力を支援すること，2. 自然治癒力の力，3. 自然治癒力の本態とは，4. 自然治癒力を治効原理とする鍼灸医学の力と可能性について概説します．

1. 医学の基本は自然治癒力を支援すること

　医聖と言われた古代ギリシャのヒポクラテス（BC460頃〜BC370頃）（図 3-1）は，「人間は体内に100人の名医を持っている．医者のなすべきことは，その名医を手助けすることである．」（ヒポクラテスの格言）と述べ，医学の基本は自然治癒力を支援することであり，それをなすことが医師の努めであると指摘しました．ヒポクラテス全集には「自然」と記されているだけで「自然治癒力」の概念について

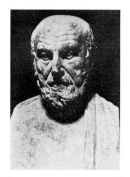

図3-1　ヒポクラテスの像

ヒポクラテス（BC460年頃～BC377年頃）は古代ギリシャのコス島に生まれ，4体液説（血液，粘液，黄胆汁，黒胆汁）による液体病理学説を唱えた医師である．自然治癒力を重視し，医師の倫理を唱え，医聖あるいは医学の父とも呼ばれた．病気は呪術や神々の仕業によることを否定し，環境，食事や生活習慣によるものとし，マッサージや養生を重視した．また医師の倫理・任務などを記した『ヒポクラテスの誓い』は今も読み継がれている．（図は小川政修：西洋医学史，眞理社，東京，1947．より引用）

の記述は見当たりませんが，数々の格言から「自然」は「自然治癒力」の概念を含むものと解釈できます．

　ヒポクラテスが指摘した医学の基本は，鍼灸医学においても同様です．鍼灸医学では，「扶正」を基本とし，正気（氣）を扶けることとしています．正気は自然治癒力を指すので，扶正とは自然治癒力を扶けることを意味します．なお正気は邪気に対する気（氣）で，邪気から身体を衛り，健康を維持・増進を主る気（氣）のことです．

　このように洋の東西を問わず古代の医学は，内在性治癒力である自然治癒力を支援することを医学の第一義としています．しかし，医学の進歩とともに薬物を含めた人工的な介入が次第に大きくなり，今日ではその行き過ぎが懸念されています．自然治癒力だけでは回復できない病態には当然ながら人工的な医療介入を必要としますが，初期の段階から行き過ぎた人工的介入は自然治癒力を衰弱させるとの指摘があります

　この点について『養生訓』の著者である貝原益軒（1630-1714）は，「保養をよく慎み，薬を用ひずして，病のおのずから癒ゆるをまつべし」と述べ，「病を早く治せんとして，いそげば，かえつて，あやまりて病をます．・・・・いそがず，その自然にまかすべし」と自然治癒力を頼みにし，いたずらに薬を用いるなと警鐘をな

らしています.

　例えば，風邪（感冒）にかかり，少し熱があるとすぐ解熱剤を服用する人がいますが，そのようなことをせずとも休息と滋養ある食事をしっかり摂れば自ずと熱は下り，病状は回復します．発熱は生体の防御反応ですから薬を服用すれば生体の防御反応を抑えることになります．もちろん発熱の状態にもよりますが，比較的軽度であれば休息と食事などにより回復します．実際，薬を服用すると風邪の症状は早期に改善しますが，薬に依存するようになれば自然治癒力の衰弱を招くことになりかねません．貝原益軒は，そうならないようにと薬の早期使用を戒めています.

　東洋医学では，薬は「下薬」と称し，その質は毒であるとし，命にかかわる病状のときに用いることとしています．ちなみに「上薬」とは，旬の食材のことです．季節に応じた旬の食材を摂ることによって季節に適応できる体をつくることができるとしています．このことを「医食同源」「薬食同源」といいます．すなわち自然治癒力を高める薬は，旬の食材であり，これを「上薬」としたのです．なお，「中薬」とは強壮作用をもつ食材（ニンニクやスッポンなど）で，使い方を間違うとかえって病気になることから乱用を戒めています.

2. 自然治癒力の力

　現代西洋医学と鍼灸医学を対比する場合，前者は「敵を倒す医学」，それに対して後者は「味方を支援する医学」と表現されることがあります（図3-2）.

　自然治癒力を越えて身体を攻撃する病原微生物（細菌，ウイルスなどの敵）や癌などの疾患に対して，その原因である「敵」を倒さなければなりません．それには現代西洋医学が得意とする人工的な介入（抗生剤や抗ウイルス剤の投与，悪性腫瘍

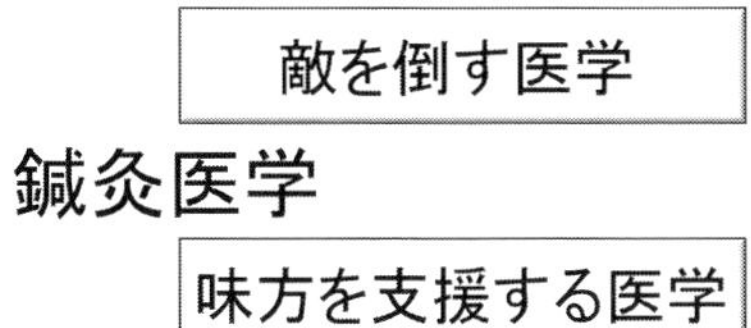

現代西洋医学

敵を倒す医学

鍼灸医学

味方を支援する医学

図 3-2　現代西洋医学と鍼灸医学の違い

現代西洋医学は敵（病原体，癌などの異物）を見つけて倒す強い医学である．一方の鍼灸医学は，自然治癒力という味方を支援し，その力で病態を改善する優しい医学である.

等の切除など）が必要です.

　一方,「敵を倒す」は, 鍼灸医学の苦手とするところであり, 非力です. また, 人工的な介入により高い治療効果をあげるにも, 自然治癒力が必要であることは言うまでもありません. 自然治癒力が衰弱した状態で人工的な介入を行うと, ときにその介入の力に負けてしまいます. 例えば, 有効な薬であっても, その薬の作用に反応する力が患者になければ, 薬の効果は現れないばかりか, 薬の作用に負け, 副作用を引き起こしてしまいます.

　このことは, 外科手術の場合でも同様です. 術前に体力をつけて手術を行う, また術後においては早期にベッドから離床させ, 自然治癒力を活性化させると回復を早めさせることができます. 以前は, 術前・術後は安静第一でしたが, 安静によりかえって回復力, すなわち自然治癒力が損なわれることから, 現在では手術という強力なストレスに打ち勝つ力をつけて手術をすることが一般的になってきました. 外科においては, 術野の組織が再生して修復する, この生体の機転がなければ外科手術は成立しません. 組織の再生と修復という自然治癒力があってこその外科です.

3. 自然治癒力の本態

　自然治癒力といっても漠然としていますが, 一般的には身体の恒常性を維持し, 様ざまな病原微生物等から身体を衛り, 傷んだ組織を再生し修復する等のもともと身体に備わっている治癒力を指します. 具体的には自然免疫, 獲得免疫, 組織再生等であり, さらに多種多様な天然の化学物質を合成・分泌し, 生体の発育・成長を促すとともに生体機能を維持する生体の力です. そのことをヒポクラテスは「人間は体内に100人の名医を持っている」と表現しました（図3-3）.

　鍼灸医学は, 鍼と灸という単純な用具を用いて, 機械的あるいは温熱的刺激を臓腑-経絡経穴系（鍼灸医学独自の生体情報と生体エネルギーの伝達系）の特定部位（経穴等）に作用させ, 健康維持・増進, 予防, 未病治および治療を行ってきました. つまり鍼灸医学は, 自然界に存在する機械的刺激, 温熱的刺激といった物理的刺激を用いて医療を行う東洋医学系物理療法です.

　物理療法には, 西洋医学系と東洋医学系があります. 前者は, 物理的エネルギーの力を用いて治療を行います. これに対して日本の東洋医学系物理療法は, 細い鍼, 小さな艾炷による微細で微少な物理的刺激を用いて生体の制御系に介入して健

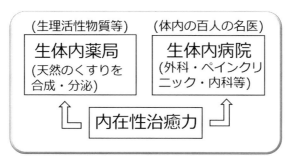

図3-3　自然治癒力のイメージ

ヒポクラテスは，自然治癒力を「人間は体内に100人の名医を持っている」と表現しました．また自然治癒力は，「生体内薬局」「生体内病院」とも例えられます．この素晴らしい天然の治癒システムを科学的に解明し，それを支援する医学を確立することこそが21世紀の医学の使命である．

康維持・増進，予防，未病治，治療を行います．

　西洋医学系物理療法では，例えば極超短波（マイクロウェーブ）療法は，マイクロ波（2,456MHz）を用いて身体内部を温める療法です．原理はジュール熱や分子運動による熱吸収による加温効果ですが，こうしたマイクロ波は私たちの日常生活の営みの中にはありません．西洋医学系物理療法の多くは，その強い物理的エネルギーの力を用いて症状や病態を改善しようとします．すなわち力による物理療法です．

　一方の日本の東洋医学系物理療法では，鍼と灸による微細で微少な物理的刺激を用いて介入します．鍼や灸で身体機能を操作的に変えるには物理的エネルギーの強度が弱く，量が少なすぎます．それは物理的エネルギーというよりは，生体への干渉刺激（情報）として作用させ，それによって生じる生体反応をもって自然治癒力を賦活させ，健康維持・増進，病気予防，症状や病態を改善させます．

　このように鍼灸医学は，現代物理療法のように強力な物理的エネルギーを用いて生体機能を操作する力の療法ではなく，身体が有する天然の治癒システム，すなわち自然治癒力を巧みに作動させることで様々な治療的効果を引き出そうとします．その刺激部位が，臓腑-経絡経穴系です．つまり臓腑-経絡経穴系は，生体機能を効率よく作動させるための生体情報ネットワークシステムであり，そのネットワークシステムに鍼や灸を用いて干渉的な情報を入力することで，様ざまな治療的効果を発現させる医学が鍼灸医学ではないかと考えています．

4. 自然治癒力を治効原理とする鍼灸医学の力と可能性

　鍼灸の臨床的効果は，鎮痛効果，循環改善効果，筋緊張緩和効果，生体防御効果，自律神経調整効果，炎症抑制効果，再生促進効果，リラックス効果と多様です（図 1-5）．

　なぜ，このように多様な臨床的効果が鍼灸療法で得られるのか，それは自然治癒力を治効原理としているからです．私たちの身体は，想像を超える多様な治癒力を有しています．その治癒力のお蔭で日々，健康に過ごすことができます．傷を負ったり，病気にかかったりしても，その病態が比較的軽微な場合であれば自然治癒力によって健康を取り戻すことができます．しかし，大切な自然治癒力の存在を意識することはほとんどありません．どちらかと言えば，不良な生活習慣などで自然治癒力を弱めることが多いのではないでしょうか．その過程で様ざまな体の声（不快症状など）が発せられますが，それらの声を無視して不摂生を続けると自然治癒力の力も及ばず病気になります．病気になって初めて，健康の有難さ，すなわち自然治癒力の存在に気付くことになります．

　鍼灸の多様な臨床的効果は，病状に対して適切に鍼灸療法を行ったときに発現する効果ですが，この効果を発現させる治癒力は誰もがその身体内に持っているのです．病態に応じてヒポクラテスのいう「体内に持っている 100 人の名医を」を支援することが医学の本質です．また，研究により明らかにされたことは，生体内に天然の製薬工場と薬局を持っているということであり，それを活用して多様な臨床的な効果を引き出すのが非薬物療法である鍼灸療法です．

――――――――――――――――

（メ　モ）　マルチモビディティ（multi-morbidity）について
　多疾患併存状態ともいわれている．マルチモビディティとは，同時に 2 種類以上の健康状態（慢性疾患による不健康）が併存し，診療の中心となる疾患が設定し難い状態を示す概念である．今のところ明確な定義はないが，マルチモビディティに含める対象とした疾患の TOP5 は，COPD・糖尿病・高血圧・悪性腫瘍・脳血管障害，TOP10 まで含めると TOP5 に加えて認知症・うつ病・関節疾患・不安障害・うっ血性心不全である．なお，高齢者患者の多くは多病であることからポリファーマシー（polypharmacy）が問題視されてきている．その解決の一つが多病の状態を一元的に捉えようとする病証に基づいた療法，すなわち随証療法である．（髙橋亮太，岡田唯男，上松東宏：プライマリケアにおける multimorbidity の現状と課題．日本プライマリ・ケア連合学会誌，2019，42（4,）：213-219. を参照）

　一方，現代西洋医学では，多様な臨床的効果を得るには，多くは薬による介入を行います．複数の症状があれば，それぞれに応じた薬を服用しなければなりません．特に高齢者の疾患はマルチモビディティ（multi-morbidity：多疾患併存状態）であることから，ポリファーマシー（polypharmacy，多剤投与）のリスクが高くなります．ポリファーマシーは，高齢者医療の大きな問題点となっています．

　この点，鍼灸医学では複数の症状があっても，それらを病証として一元的に捉えて対応します．例え局所的な一症状であったとしても，それを体全体の歪の一徴候として捉え，全体を調えるように対処します．すなわち病証に基づく随証療法（弁証論治，弁証施治）です．

　このように現代西洋医学と鍼灸医学の疾病や病態の捉え方と治療方針の相違は，機械論的生命観と有機体論的生命観の相違に起因するのではないかと思われます．

参考文献

1）今裕・訳：ヒポクラテス全集．岩波書店，東京，1931．
2）細身博志：ヒポクラテスの「自然治癒力」をめぐって．金沢医学保紀要，1998：22：45-54．
3）立川昭二：養生訓に学ぶ．PHP新書，PHP研究所，東京，2001．
4）立川昭二：養生訓の世界．NHK人間講座，日本放送出版協会，東京，2001．
5）松宮光伸・訳註：口語養生訓．貝原益軒原書，日本評論社，東京，2002．
6）丸橋　裕：生命と自然治癒力─Ⅴ・ｖヴァイツゼカーの「エス」の概念をめぐって─．兵庫県立大学看護学部・地域ケア開発研究所紀要，2013：20：15-26．

第2節　自然免疫と鍼灸医学─最強の生体防御システム ◇ ◇

　　自然治癒力の代表が免疫です．免疫とは，自己と非自己を見分け，非自己を排除することです．この免疫システムによって，私たちの体は様ざまな病原体や異物から衛られています．

　　免疫には，自然免疫と獲得免疫がありますが，生体防御として最前線で活動しているのが自然免疫です．

　　本節では1．免疫とは，2．自然免疫とは，3．鍼灸療法と自然免疫について概説します．特に皮膚免疫・腸管免疫の重要性と鍼灸療法との関連性について述べます．

1. 免疫とは

　人間は，おおよそ 60 兆個の細胞から成り立っています．その人間の健康を維持するには，様ざまな外敵から身を衛らなければなりません．外敵，例えば細菌やウイルスなどの病原体から身を衛るには外敵を素早く見つけなければなりません．その見分ける仕組みが「免疫」です．すなわち自己と非自己を見分け，非自己を排除することです．「免疫」の漢字は疫病（感染症）を免れるという意味ですが，「免疫」（immunity）の語源は，ラテン語の immunitus（免税，免除）や immunis（役務，課税を免れる）のようです．

　今も人間にとって一番身近な脅威は，感染症です．かつては消化器系急性感染症（ペスト，コレラ，赤痢等）や呼吸器系急性感染症（結核，肺炎等）が猛威をふるいました．これらの感染症の多くは，トイレや上下水道の整備，ネズミなどの駆除，労働環境の整備などにより克服することができました．その過程において病原体の発見と抗生剤及び血清療法やワクチンの発明などにより多くの感染症を予防し，治療することができるようになりました．特に免疫機序の解明は，大きく進歩しました．

　しかしながら近年はエボラ出血熱，MERS（中東呼吸器症候群），SARS（重症急性呼吸器症候群）などの新しい感染症（動物由来感染症）の蔓延は後を絶たず，21 世紀はエマージングウイルス（emerging virus）の時代とも言われています．その多くは野生動物由来の感染症です．今も猛威をふるっている新型コロナ感染症（COVID-19）もコウモリ由来と言われています．

　このような新しい感染症は，新興感染症と呼ばれています．それらの背景要因として，気象変化，森林伐採，ダム建設，野生動物の飼育（野生動物の家畜化，ペット化）などが指摘されています．つまり自然界で，多様なウイルスを体内に持って

（　メ　モ　）　**新興感染症とは**
WHO では「かつては知られていなかった，この 20 年間に新しく認識された感染症で，局地的に，あるいは国際的に公衆衛生上の問題となる感染症」と定義している．分かりやすく言えば，最近になって新しく出現した感染症の総称である．現代では毎年のように新興感染症が出現している．代表的な感染症には① HIV 感染症，②エボラウイルス病，③腸管出血性大腸菌感染症，④鳥インフルエンザ，⑤日本紅斑熱，⑥ SARS（重症急性呼吸器症候群）などである．

生存している野生動物との接触によるものですから，新しい感染症は人間がもたらしたと言えなくもないようです．

　自然と人間との調和，人間は自然に生かされているとする東洋思想やエコロジーの思想を顧みないことにより，終わりのない病原体と人間の新しい戦いが勃発したようにも思われます．ウイルスの歴史は長く，人間の歴史は短いことを考えれば，感染症をこの世からなくすることは幻想とも言えます．最終的には，ウイルスとヒトは平和的共存への道を辿ると指摘されています（山内一也：新版ウイルスと人間．岩波科学ライブラリー296，岩波書店，東京，2020）．

　いずれにしても病原体を含め様ざまな微生物も自然の一部です．したがって根絶することはできません．またすべての微生物が悪者ではありません．人間にとって味方の微生物は沢山います．例えば腸内細菌のビフィズス菌や皮膚の常在菌などです．また胃の中で検出（胃の検体の約37%から検出）されたヒトヘルペスウイルス7型（HHV-7）は，消化酵素など胃の働きを活性化させます．

　東京大学医科学研究所の佐藤佳准教授（ウイルス学）の研究チームは，あらゆる臓器や組織にウイルスが共生し，少なくとも39種類に上ることを明らかにしています．(Ryuichi Kumata, et al：tissue level atlas of the healthy human virome, *BMC Biology*, 2020 Jun 4：18（1）：55)

　問題は人体に害になる病原体への対応です．それには免疫の働きが重要です．免疫には自然免疫（非特異的免疫）と特定の病原体を排除する獲得免疫（特異的免疫）とがありますが，ここでは最前線で生体防御をしている自然免疫について紹介します．

2. 自然免疫とは

1) 免疫の最前線を担う

病気を起こす細菌やウイルスなどの病原体など（異物）が私たちのからだの中に入ってくると，免疫細胞が応答してこれらの病原体を処理しますが，最初に応答するのが自然免疫で，次いで獲得免疫と2段階で働きます．

　自然免疫は，原始的な生物にも備わっている仕組みです．ヒトにおいて最初に働く主な免疫細胞は，好中球やマクロファージ，NK細胞といった食細胞（細菌などを食べる細胞）です．これらの食細胞は病原体を捕食し，また感染した細胞を処理

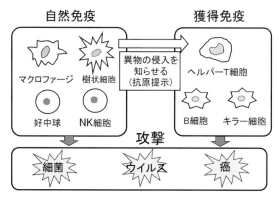

図3-4　自然免疫と獲得免疫の関係

自然免疫は病原体などの異物の侵入を見つけて攻撃（捕食）する．マクロファージや樹状細胞は異物の情報を T 細胞に伝える（抗原提示）．T 細胞は抗原提示を受けて B 細胞を活性化して異物に特異的に反応する抗体を産生する．またキラー細胞を活性化して癌細胞等の異物を処理する．このように獲得免疫は特定の病原体などの異物を攻撃する．自然免疫と獲得免疫の連携により病原体などの異物の侵襲から生体を防御する．（図は BRE ラボの HP の図を改写引用）

します．自然免疫を担う免疫細胞は，人間の細胞には見られない様ざまな分子を認識する受容体（レセプター receptor）をもっており，これによって侵入してきた病原体（細菌，ウイルスなど）に速やかに反応してこれを処理しようとします．なお，自然免疫系の細胞が病原体やあらゆる異物を認識することができるのは，それらの構造を把握することが出来るセンサー蛋白質を有しているからです．それが Toll 様受容体です（2011 年のノーベル生理学・医学賞は，米国のボイトラー，仏国のホフマン，米国のスタインマンの 3 名に授与された．ボイトラー，ホフマンは Toll 様受容体の発見，スタインマンは樹状細胞の発見に対して）．

　Toll 様受容体は，樹状細胞と呼ばれる免疫細胞を活性化し，活性化した樹状細胞が病原体を取り込んで消化し，その成分を細胞の表面に出して T 細胞に提示

メ　モ）　生体への異物侵入の把握について

最近の研究ではセンサー蛋白質である Toll 様受容体は，自然免疫系の細胞（マクロファージ，樹状細胞，好中球の白血球など）だけではなく，基本的にはほとんどの細胞に備わっていることが分かってきました．つまり，あらゆる細胞で病原体や異物の侵入を監視し，即座に自然免疫を発動する機構が備わっているのです．（椛島健治：人体最強の臓器 皮膚のふしぎ－最新科学でわかった万能性，ブルーバックス，講談社，東京，2023.）

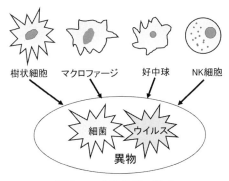

図 3-5　自然免疫の戦士

一次防御線が突破された場合に働く生体防御が，好中球，マクロファージ，樹状細胞，NK 細胞による二次防御線である．これらの細胞は食（貪食）細胞と呼ばれ，異物を捕食する．なお，マクロファージ，樹状細胞は異物の情報を T 細胞に伝達（抗原提示）し，獲得免疫を活性化させる．

（抗原提示）します．樹状細胞によって活性化した T 細胞は攻撃すべき抗原（病原体）に集中的にピンポイント攻撃をします．このように最初の段階で自然免疫が応答し，次いで獲得免疫が対応するという流れが免疫の基本です（図 3-4）．

2) 一次防御線と二次防御線で生体を防御

　自然免疫は非特異的免疫といわれ，特定の病原体に対する免疫ではなく，あらゆる異物を認識し，それらを処理します．その仕組みとして，一次防御線と二次防御線があり，この 2 つの防御によって病原体などの異物から生体を衛ります．．

　一次防御線は，皮膚および腸管の物理的生体防御と皮膚の化学的生体防御により行われます．皮膚および腸管の物理的生体防御は，タイトジャンクション（TJ：tight junction）によって外界からの細菌やウイルスなどの病原体（異物）の侵入を防ぎます．皮膚には TJ に加えて角層細胞間脂質による生体防御と化学的生体防御が行われます（後述）．

　さらに粘膜の線毛による排除，鼻汁・唾液・涙などに含まれているリゾチーム（溶菌酵素），母乳中のラクトフェリン（鉄結合性糖蛋白質で感染防御に必要な成分．初乳に特に多く含まれ，乳児におけるウイルスや細菌などの感染を防ぐのに重要），胃酸などにより身体を防御しています．

　一次防御線が突破された場合に働く生体防御が，二次防御線です．これは，皮膚

免疫と腸管免疫および粘膜免疫による生体防御です．一次防御線を突破して体内に侵入した細菌やウイルスなどの異物を処理するために図 3-5 に示すように食（貪食）細胞（好中球，マクロファージ，樹状細胞），NK 細胞が働きます（後述）．

3）皮膚免疫と腸管免疫

（1）Toll 様受容体の発見

自然免疫を担う細胞は，微生物にあってヒトの細胞には見られない様ざまな分子を認識する受容体（レセプター）をもっています．その受容体が Toll 様受容体（Toll-like receptor：TLR）で，いわば異物（病原体）センサーです．

TLR の元となった Toll 遺伝子は，1980 年代にショウジョウバエの発生過程で背中と腹の分化に関係する遺伝子として発見されたものです．この Toll 遺伝子がヒトのインターロイキン 1 受容体の内部領域とよく似ていることがわかり，免疫との関わりが示唆されましたが，メカニズムは不明でした．

1996 年にホフマンらは，この遺伝子がショウジョウバエにおいてカビの感染から身を衛るのに関わっていることを明らかにしました．そして Toll 遺伝子に変異があるとカビに対する防御力が下がることを発見し，Toll 遺伝子は感染防御にも働いていることを明らかにしました．また Toll 遺伝子が病原体の検出に関与しており，その活性化が免疫の発動に不可欠であることも突き止めました．

ホフマンらの研究により Toll 遺伝子と免疫機構との関連がわかると，そのメカニズムについての研究が盛んになりました．1998 年，ボイトラーらは敗血症を起こす細菌のリポ多糖類（グラム陰性菌の外膜に存在）に結合する物質を探しているうちに，リポ多糖類に抵抗性があるマウスでは，ショウジョウバエの Toll 遺伝子によく似た遺伝子に変異が起きていることを発見しました．変異した遺伝子が作る蛋白質が TLR です．すなわち遺伝子が正常なマウスはリポ多糖類を注射すると敗血症ショックで死にますが，変異マウスでは異常が起こりません．このことからハエも哺乳類も同じような分子によって病原体が入ってきた場合に，自然免疫のスイッチを入れて防御することが分かりました．

現在では TLR は，表皮（角化）細胞（ケラチノサイト），マクロファージや樹状細胞に発現し，外来の病原体の認識とその応答を担っています（図 3-6）．Toll 様受容体は病原体関連分子パターン（PAMPs）を認識し，自然免疫応答において

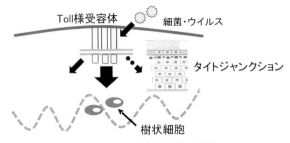

図 3-6　Toll 様受容体の働き

Toll 様受容体は表皮（角化）細胞（ケラチノサイト），マクロファージや樹状細胞に発現し，外来の異物（細菌，ウイルス等）を認識して，抗菌ペプチドの産生及びタイトジャンクション形成を行うとともに侵入した異物を貪食した樹状細胞を活性化させる．樹状細胞は異物の情報を T 細胞に伝達し，獲得免疫を発動させる．（図は，カネボウのニュースリリース 2010 年 8 月 5 日より改写引用）

重要な役割を果たします．なお TLR はマクロファージや樹状細胞の他にも様ざまな組織や細胞の種類で発現がみられ，今日までに 11 種類の TLR ファミリーが同定されています．

(2) 皮膚の防御機構—物理的・化学的防御と免疫的防御

　外界と接する皮膚は，腸管と同じく免疫器官です．皮膚と腸は外界からの刺激が最も直接的に入る器官であるがゆえに身体の恒常性を維持するための防御システムが備わっています．

　皮膚の防御機構には，物理的・化学的防御と自然免疫による防御の 2 つがあります．物理的防御は，外界からの細菌やウイルスなどの病原体（異物）の侵入を物理的な方法で防ぎます．これにはタイトジャンクション（TJ：tight junction）と角層細胞間脂質があります（図 3-7）．

　TJ は細胞同士を接着させる"細胞接着装置"のことです．表皮の顆粒細胞層の第 2 層の SG2 の細胞がお互いに接着してシート状を形成し，異物が身体内に侵入することを防御します（ただし，水分などの小分子のものは通過）．

　一方の角層細胞間脂質は角層を構成する細胞層の間にある脂質のことで，この構造をラメラ構造と言います．計算上，角層細胞間脂質は 30 層で，この脂質によって物質の透過は阻止され，バリア機能は完成されます．

　化学的防御は，表皮の常在細菌によるものです．常在菌による防御は，拮抗現象

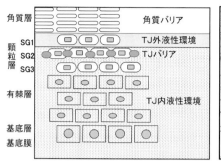
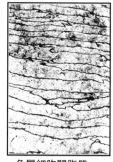

図 3-7　物理的生体防御のタイトジャンクションと角層細胞間脂質
タイトジャンクションは細胞同士を接着させる "細胞接着装置" のことで，表皮の顆粒層
（第 2 層の SG2）の細胞間で形成される．タイトジャンクションの形成により細胞が接着
してシート状になり，病原体などの異物の侵入を防ぐ（水分などの小分子のものは通過）．
角層細胞間脂質は，角層が物質の透過を防ぐには堅牢な蛋白質だけでは不十分で間を埋め
る脂質が重要である．この構造をラメラ構造といい，この脂質によって物質の透過は阻止
され，バリア機能は完成される．（左図はドクターズオーガニックの HP の図を改写引用，右
図は田上八郎：皮膚の医学．中公新書，中央公論新社，東京，2000．より引用）

（数種類の菌で平衡状態を保っているところに新たな病原菌が侵入してきても定着
することができないこと）と静菌作用（細菌の発育や増殖を抑制する作用）により
ます（**図 3-8**）．

　皮膚免疫に関する免疫細胞には，ランゲルハンス細胞，マクロファージ，好中
球，Treg 細胞（制御性 T 細胞，regulator T cell），Tem（エフェクターメモリ T
細胞，effector memory T cell），樹状細胞，NK 細胞（natural killer cell）等があり
ます．

　図 3-9 は，表皮に多く存在するランゲルハンス細胞を示します．ランゲルハンス

───────────────────────────

メ　モ）　制御性 T 細胞（Treg 細胞）
免疫は非自己を攻撃し処理することを基本としているが，その免疫反応にブレーキをか
ける「特別な免疫細胞」である制御性 T 細胞（Treg）が大阪大学特任教授坂口志文に
よって発見された．Treg 細胞は免疫応答を抑える機能を持ち，自己免疫疾患，炎症性
疾患，アレルギー疾患などを引き起こす過剰な免疫応答を抑制している．逆に Treg 細
胞が過剰に働くと癌細胞などの異物に対する免疫応答を抑制し，癌の成長を助けてしま
うと考えられている．（坂口志文：制御性 T 細胞研究と共に歩む．Nature ダイジェスト Vol.
14 No.10 | doi：10.1038/ndigest. 2017. 171020）．

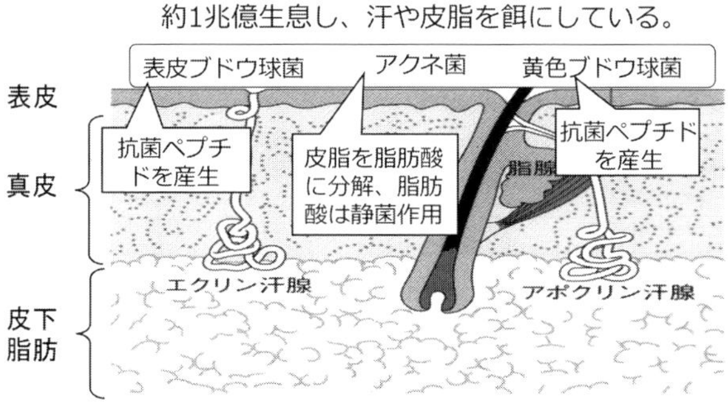

約1兆億生息し、汗や皮脂を餌にしている。

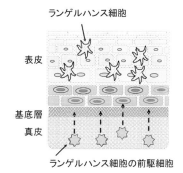

図 3-8　表皮の常在細菌による防御

表皮には表皮ブドウ球菌，アクネ菌，黄色ブドウ球菌が常在している．これらの菌のバランスによる拮抗現象，また抗菌ペプチドや脂肪酸による静菌作用が生体防御として作用する．

図 3-9　ランゲルハンス細胞と前駆細胞

ランゲルハンス細胞は，侵入してきた異物（細菌，ウイルス等）を捉えて捕食し，その情報を T 細胞に伝える抗原提示細胞である．

細胞は，表皮のみに存在するマクロファージの一種です．$1\,mm^2$ に約 1,000 個のランゲルハンス細胞が存在し，表皮一面に細かい突起を張りめぐらせ，異物の侵入を見張っています．ちなみにランゲルハンス細胞を発見した研究者はパウル・ランゲルハンス（1847-1888）で膵尾のランゲルハンス島（インスリンの分泌）を発見した人です．

　これらの免疫細胞が，図 3-10 に示すように皮膚において免疫反応を行います．病原体が侵入しようとすると Toll 様受容体がその侵入を認識し，白血球が集まり炎症を起こします．白血球から炎症性サイトカイン（TNF-α など）を分泌して好中球やマクロファージを活性化させ，病原体を貪食させます．その破片が樹状細胞

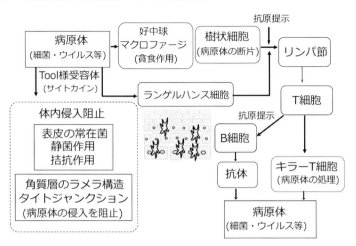

図 3-10　皮膚免疫の概略

皮膚においては，表皮の常在細菌，タイトジャンクション，角質層のラメラ構造，皮膚免疫により異物の侵襲から人体を防御しています．中でも表皮の常在細菌と皮膚免疫は自然免疫を主る重要な役割を担っています．皮膚免疫は図中で示した Toll 様受容体によって開始されます．

によってリンパ節に運ばれ，どのような病原体が侵入してきたのか，その情報を T 細胞に提示します．つまり抗原提示を行います．またランゲルハンス細胞も侵入した病原体の情報を T 細胞に伝えます（抗原提示）．抗原提示された T 細胞は病原体の抗体を産生するように B 細胞に働きかけるとともにキラー細胞を刺激して病原体を処理します．このようにして自然免疫と獲得免疫とが相互に補完して病原体から身体を衛っているのです．なお抗体と結合した病原体は，マクロファージなどの食細胞に貪食されやすくなります．これをオプソニン化といいます．

　しかしながら新しい病原体が沢山侵入すると，過剰に炎症性サイトカインを産生します．つまりサイトカインストーム（サイトカインの暴走，免疫暴走）が起き，本来，防御に働く免疫が暴走します．なお，炎症性サイトカインの産生は制御性 T 細胞により調節されているのですが，この調整が崩れるとサイトカインストームが生じるようです．

　また，感染したウイルスが直接，細胞を破壊するのではなく，防御機構としての免疫反応が細胞破壊を引き起こすこともあります．例えば日本脳炎ウイルスのように脳の神経細胞に感染して増殖するウイルスの場合，身体の免疫反応はウイルスに

感染した細胞も異物として認識して破壊し，脳炎を起こします．このように免疫反応は，ときに暴走して身体を攻撃することがあります．

　皮膚の防御機構は，人体において最前線の防御システムです．それだけに皮膚の健康はとても重要です．鍼灸医学は，皮膚を診察，治療の場とする体表の医学です．鍼灸療法で皮膚を健康にすることは，最前線の防御機構をよい状態に維持することに繋がります．

　例えば加齢とともに皮膚のランゲルハンス細胞の前駆細胞（LC 前駆細胞）が減少するとともに，LC 前駆細胞を表皮に誘引する因子の産生が低下することで成熟したランゲルハンス細胞が減少するとの報告（資生堂ニュースリリース，加齢による皮膚免疫力変化のメカニズムの一端を解明，2020 年 10 月 13 日）があります（**図 3-9** 参照）．そうなれば病原体などの異物の侵入に対する防衛力は低下します．そうならないように皮膚のアンチエイジングを通して防御システムをよい状態に保つことこそが病気にならない，なりにくい「からだつくり」に繋がります．

(3) 腸管免疫−粘膜免疫による防御

a. パイエル板と M 細胞

　自然免疫において，皮膚と同等，あるいはそれ以上に重要な役割を担っているのが腸管免疫です．最前線で生体防御機能を担っているのが外界と接している器官の皮膚と消化管です．消化管は口から肛門まで 1 本の長い管であり，体内にありながら外部と接しています．

　私たちは，口からいろいろな飲食物を摂取しますが，病原体などの異物も一緒に摂取してしまうので病原体などの異物の侵入を阻止しなければなりません．その装置が腸管免疫です．腸管は消化管でありながら，ヒト最大の免疫組織でもあります．

　免疫の最も重要な役目は，「自分であるか否か」，つまり「自己」と「非自己」を選別することです．「自己」であれば許し，「非自己」であれば攻撃し，排除します．腸では，摂取した飲食物はすべて異物，非自己です．したがって非自己である飲食物の体内への侵入を完全に防ぐとなれば，自己の生存にとって有益な成分を利用することができなくなります．そのために腸は有益なものか否かを選別して有益なものを受け入れます．そのことを「経口免疫寛容」（口から入った食品などで身

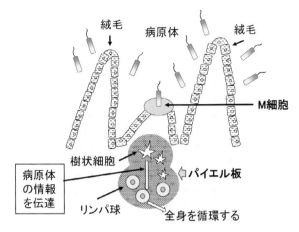

図 3-11　腸管免疫系

パイエル板は小腸の絨毛間に存在するリンパ小節が集合した腸管特有の免疫組織である．絨毛の間にある M 細胞が病原体などを捕食して細胞内に取り込み，それを樹状細胞が受け取り，その断片をヘルパー T 細胞（リンパ球）に抗原提示し，ヘルパー T 細胞を活性化させる．それにより B 細胞（リンパ球）が分化成熟し，IgA 抗体を産生させる．

体の維持に必要な栄養素などの成分には過敏な免疫反応を起こさないという現象）といい，腸管免疫の重要な働きのひとつです．

　腸で免疫機能を担っているところが，小腸下部の回腸にある「パイエル板」という組織です．「パイエル板」は小腸の絨毛の間に存在するリンパ小節が集合した腸管特有の免疫組織です．腸管の管腔に面している M 細胞が病原体などを捕食し，細胞内に取り込み，それを樹状細胞が受け取り，その断片をヘルパー T 細胞（リンパ球）に抗原提示し，ヘルパー T 細胞を活性化させ，B 細胞を分化成熟させて抗体を産生させます（図 3-11）．抗体の一部は体内に，残りは腸管粘膜へ分泌されて病原体などの侵入を防御したり，毒素を中和したりします．

　B 細胞が造る抗体が IgA 抗体です．IgA 抗体は腸粘膜の中にあって侵入してくる病原体を処理する物質ですが，それだけではないことが最近の研究で分かってきました．それは，どの細菌をすまわせ，どの細菌を排除するのか，それを決めているのが IgA 抗体だということがわかってきたのです．なおパイエル板で IgA をつくる B 細胞は腸だけではなく，口，鼻などに移行し，そこの粘膜で IgA をつくり，粘液中に分泌して病原体の侵入（インフルエンザや肺炎など）を防ぎます．これが

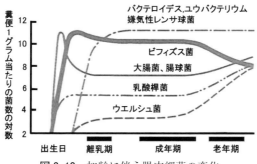

図 3-12　加齢に伴う腸内細菌の変化

乳幼児には善玉菌（ビフィズス菌）が多いが，加齢とともに種類が入れ替わり，数も老年期になると減少し，逆に悪玉菌（ウエルシュ菌）が増加する．（光岡知足：腸内細菌の話．岩波新書より改写引用）

粘膜免疫です．このように粘膜免疫は目，鼻，口，腸管などの粘膜で病原体の侵入を IgA によって防ぎます．

　なお腸管免疫の特色は，M 細胞が取り込んだ多様な異物（病原体など）をパイエル板の内側に密集する大量の免疫細胞に触れさせ，人体にとって有害で攻撃すべき敵の特徴を学習させていることです．こうした免疫細胞によって産生される抗体（IgA 抗体）や免疫細胞が血液に乗って全身にも運ばれ，体の各所で敵の病原体（細菌，やウイルスなど）を見つけて攻撃します．その意味において腸はまさに免疫の本部ともいえる重要な器官であると言えましょう．

b.　腸内細菌と腸管免疫の関係

　腸内細菌は，およそ 1000 種類，その数は 100 兆個以上ともいわれています．この腸内細菌は一定の構成比を保った腸内細菌叢（腸内フローラ）を形成しており，「もう一つの臓器」と呼ばれることもあります．

　腸内細菌には善玉菌と悪玉菌があり，前者の代表がビフィズス菌や乳酸菌であり，後者の代表がウエルシュ菌です．図 3-12 に示すように加齢にともない善玉菌は減少し，悪玉菌が増えます．乳幼児では善玉菌のビフィズス菌が優勢ですが，加齢とともに種類が入れ替わり，数も老年期になると少なくなり，逆に悪玉菌優勢の状態になります．すなわち老化は腸からとも言えます．

　また健康が損なわれると，とたんに腸内細菌のバランスが崩れ，悪玉菌が増加します．健康を維持するには，善玉菌と悪玉菌のバランスがポイントになります．よ

く言われる「腸活」による両者のバランスの改善が大切です.

　またバランスの良い腸内細菌により腸管免疫は正常に免疫応答するとともに腸内細菌のバランスを維持することがわかってきました.　つまり腸内細菌と腸管免疫系とは,　相互に関係しあうことで健康が保たれているということになります.

　さらに腸内細菌の一種であるクロストリジウム菌が,　免疫において重要な役割を担っていることが発見されました.　免疫は非自己を攻撃し処理することが基本とされていますが,　その免疫反応にブレーキをかける「特別な免疫細胞」が大阪大学特任教授坂口志文によって発見されました.　それが前述の制御性 T 細胞(Treg 細胞)です(メモ:制御性 T 細胞 96 頁参照).

　その制御性 T 細胞がクロストリジウム菌の働きによって腸でつくり出されているのです.　クロストリジウム菌は腸内の「食物繊維」をエサとして食べ,「酪酸」と呼ばれる物質を放出します.　クロストリジウム菌から放出された酪酸が,　腸の内側にいる免疫細胞に受け取られると制御性 T 細胞に変わります.　もし腸内でクロストリジウム菌が放出する酪酸が少なくなると制御性 T 細胞も適正に産生されなくなることからアレルギー性疾患が増えてくることが想定されます(小澤之裕・他:腸内細菌の産生する酪酸による制御性 T 細胞の分化の誘導.　ライフサイエンス,　新着論文レビュー.　本論文は,　Yukihiro Furusawa, et al:Commensal microbe-derived butyrate induces the differentiation of colonic regulatory T cells. *Nature*, 504, 446-450(2013)).

　近年,　食生活の欧米化に伴って消化管の慢性炎症であるクローン病や潰瘍性大腸炎などの炎症性腸疾患が増加しています.　その原因として制御性 T 細胞の減少が指摘されています.　実際にそれらの患者では腸内フローラに異常が認められ,　クロストリジウム菌が減少していることが明らかにされました.　そのために酪酸の放出が少なくなり,　制御性 T 細胞の減少による過剰な免疫反応を抑えることができなくなったことによると考えられています.

　なお腸内細菌研究の服部正平(早稲田大学)が,　欧米など世界 11 か国と日本の健康な人の腸内細菌を詳しく比較し,　**図 3-13** に示すように日本人の腸内細菌は他国の人と比べて特徴的であることを明らかにしました.　日本人の腸内細菌叢は,「炭水化物代謝」「アミノ酸代謝」「膜輸送」に関わる機能が外国人よりも豊富であること,　一方で鞭毛等の「細胞運動性」や DNA 損傷に関わる「複製・修復機能」が外国人よりも少ないことがわかりました.

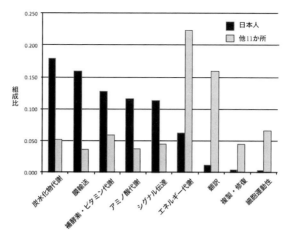

図 3-13　日本人の腸内細菌の特徴

本研究では，日本，アメリカ，デンマーク，スペイン，フランス，スウェーデン，オース
トリア，ロシア，ペルー，マラウイ，ベネズエラ，中国の12か国の総数861人の健常者
の腸内細菌のデータ（BMI30以上の肥満，2型糖尿病，炎症性腸疾患，肝硬変，大腸がん
を除いた）を比較した．その結果，日本人の腸内細菌叢は「炭水化物代謝」「アミノ酸代
謝」「膜輸送」に関わる機能が外国人よりも豊富であること，一方で鞭毛等の「細胞運動
性」やDNA損傷に関わる「複製・修復機能」が外国人よりも少ないことがわかった．
（図は早稲田大学トピックス，健康な日本人の腸内細菌叢の特徴解明より改写引用）

　これらの結果は，①食物繊維などを食べて「酪酸」などの免疫力をコントロール
するような物質を生成する能力が高いこと，②細胞運動性の少ないことは，炎症反
応が少ない腸内環境であること，③複製・修復の機能が少ないことはDNA損傷の
少ない腸内環境であること，④「エネルギー代謝」と「翻訳」が少ないこと，この
ことは外国人に多い古細菌（アーキア：分類上は細菌（真正細菌）とは別種の異な
る微生物で，好熱菌，高度好塩菌，メタン生成菌で，極限環境に生息する微生物の
こと）が日本人にはもっとも少ないことを示唆するものです．

　これらのことから日本人の腸内環境は他の11か国よりも相対的に健全な状態で
あることが示されました．なおこの研究は，日本食の有効性を示したのではないか
とも読み取れます．

3. 鍼灸療法と自然免疫

　皮膚を診察，治療の場とする鍼灸医学は，体表の医学です．鍼灸医学の理論的根

幹ともいえる臓腑–経絡経穴系は気血津液の伝達系で，体表および体内の組織および諸臓器を結ぶネットワークシステムとして機能しています．言い換えれば，生体情報とエネルギーの伝達系で鍼灸医学独自の生体システムです．

　鍼灸医学では，身体を外邪から衛る気を「衛気」といいます．衛気は経脈外に出て，体表，体内をくまなく巡り，体表においては皮膚機能を維持調整し，外邪の侵入を防ぎ，体内においては肌肉，臓腑を温めて活発に活動できるように維持調整をします．これを生体防御の観点から言えば，皮膚免疫と腸管免疫は，衛気の作用と関係するように思います．衛気の働きを活発にすることは，皮膚免疫，腸管免疫における自然免疫の力を強くすることに繋がるものと思います．

　自然免疫は，非特異的免疫とも呼ばれているように特定の病原体を攻撃する獲得免疫と異なり，様ざまな病原体などを攻撃します．この自然免疫は獲得免疫系が未熟な子どもにおいて旺盛です．大人では，小さいときに多くの病原体などに晒されることから抗原を記憶して抗体を産生する獲得免疫系に依存しています．

　子どもにおいては，獲得免疫が作動する前に自然免疫系が働きます．その理由として大人に比してナイーブT細胞（抗原に晒されていないT細胞）が多いことから，病原体の検出を効率よく行うためと説明されています．なお自然免疫系と獲得免疫系は相互に補完しながら生体を防御していますから，自然免疫の応答が活発になれば獲得免疫も活発になり，両者の好循環を形成することになります．

　SARS-CoV-2ウイルス（重症急性呼吸器症候群のウイルス）は，大人に比べて子どもには感染しにくい，あるいは感染しても重症化しないことが知られています．なぜ，子どもは新型コロナウイルスに感染しにくいのか，その理由として自然免疫の応答が活発であるからだと説明されています．今，パンデミックを引き起こしている新型コロナ感染症のCOVID-19ウイルスについても，SARS-CoV-2ウイルスと同様に大人に比べて子どもには感染しにくい，あるいは感染しても重症化しないことが知られています．

　子どもに比べて大人が感染時に自然免疫応答が遅れるのはなぜかについてはまだ明らかではありませんが，大人においても自然免疫系の応答が活発になれば新型コロナ感染症の感染予防効果が期待されるのではないかと思われます．

　しかしながら鍼灸療法の新型コロナ感染症の予防効果については不明ですが，ほとんどのウイルスは，口，呼吸器，消化器，泌尿・生殖器，眼などの外界に開かれ

ている部位の粘膜から侵入することから，自然免疫の最前線である皮膚と腸の機能を健康な状態に維持，改善することで感染予防に繋がることが期待されます．

　鍼灸療法において肌荒れや便秘などの改善は，日常臨床でよく行っています．このことは皮膚機能や腸の機能を改善することに通じることから，鍼灸療法で自然免疫力を高め，内部環境を調えることが期待されます．

　これまでの免疫系に関する鍼灸研究を総合すると自然免疫を担う好中球や NK 細胞の活性化，IgA 抗体の産生などが報告されています（宮本俊和：スポーツ鍼灸の研究，全日本鍼灸学会雑誌，2008：58（2）：166-177．松原裕一，宮本俊和，河野一郎：鍼刺激が合宿期間中の唾液分泌型免疫グロブリン A に及ぼす影響，日温気物医学会誌，2010：73（3）：191-201．）．そのメカニズムの解明は十分ではありませんが，サイトカインを介した自然免疫系への影響が指摘されています．一方，このことを精神神経内分泌免疫学（PNEI：psychoneuroendocrinoimmunology）の観点から捉えると，鍼灸療法の身心のストレス緩和により，精神－神経－内分泌－免疫系の機能環を介して自然免疫系に影響を及ぼすことも考えられます．

　今後は，鍼灸療法の自然免疫系に及ぼす効果について，基礎から臨床にわたる研究を推進し，自然免疫系への効果とその機序を解明することが鍼灸研究に課せられた最も重要な課題ではないかと考えます．そのことが鍼灸医学の治効原理である自然治癒力の解明に繋がり，健康維持増進，予防，病気にならない体づくりに科学的根拠を与えることになるからです．

参考文献

1）審良静男：免疫システムの常識を覆す，自然免疫の役割を発見，2017．国立研究開発法人科学技術振興機構，ライフサイエンスの HP（https://www.jst.go.jp/seika/bt29-30.html）より

2）熊谷雄太郎，齋藤達哉，審良静男：自然免疫最前線．アレルギー，2010：58（6）：638-647．

3）坂野上 淳：審良静男研究室・監修：新しい自然免疫学—免疫システムの真の主役．

（メ　モ）　**精神神経内分泌免疫学（PNEI：psychoneuroendocrinoimmunology）とは**
　PNEI とは，Psychology（心理学），Neurology（神経学），Endocrinology（内分泌学），Immunology（免疫学）の頭文字をとったものです．生体においは，心理，神経，内分泌，免疫それぞれの系は独立して機能しているものではなく，互いに相互に作用することで環境への適応を可能にしていることから，その相互作用を研究する学問が PNEI です．

技術評論社，東京，2010.

4) 審良静男，黒崎知博：新しい免疫入門―自然免疫から自然炎症まで．ブルーバックス，講談社，東京，2014.

5) 月田早智子：体をつくって守る上皮細胞のタイトジャンクション．HEALTHIST250, 2-7, 2018.

6) ドクターズオーガニックの HP（https://www.doctors-organic.com/tight/index.html)，タイトジャンクを参照

7) 久保亮治：新たな皮膚タイトジャンクションバリア・角質層バリア機能評価方法の開発．コスメトロジー研究報告，2013；21：61-64.

8) 大谷哲久，古瀬幹夫：タイトジャンクションの構造・機能連関の新しい視点．日本生化学会雑誌，2020；92（5）：731-734.

9) 田上八郎：皮膚の医学．中公新書，中央公論新社，東京，2000.

10) 夏井　睦：傷はぜったい消毒するな－生態系としての皮膚の科学．光文社新書，光文社，東京，2009.

10) ドクターズオーガニックの HP（https://www.doctors-organic.com/tight/index.html)，常在菌についてを参照

11) 江田証：新しい腸の教科書．池田書店，2019.

12) 北島康雄：皮膚バリア機能とその制御．Drug Delivery System, 2007；22（4）：424-432.

13) 藤本康介，松本　智：腸管バリア機構と自然免疫．医学のあゆみ，2018；265（13）：1198-1203.

14) 大島　茂，渡辺　守：腸管免疫と腸内細菌の密接な関わり合い．日本内科学会雑誌，2015；104（1）：81-85.

15) Yukihiro Furusawa, et al：Commensal microbe-derived butyrate induces the differentiation of colonic regulatory T cells. *Nature*, 2013；504,446-450.

16) 椛島健治：人体最強の臓器－皮膚はふしぎ．ブルーバックス，講談社，東京，2023.

第3節　プラセボと鍼灸医学　　　　◇　◇　◇

　　臨床試験では，本物（実薬，本物の鍼など）と偽物（偽薬，シャム鍼など）を二重盲検法にて効果を比較し，偽物よりも本物が有意に効果的であることを検証しなければなりません．すなわちプラセボ効果を超えて本物の方が効果的であることを RCT（randomized controlled trial）により検証することが求められます．

　　とかくプラセボ効果は悪いもののように捉えられていますが，決してそのようなことはありません．プラセボ効果をどのように臨床に活かすか，

そこに真の医療のかたちがあるように思われます. 本節ではプラセボとその効果について概説し, 鍼灸医学における臨床効果とプラセボ効果との関係について述べます.

1. プラセボ（Placebo）とは

1）プラセボの意味

プラセボ（Placebo, 英語ではプラシーボー）について, オクスフォード英語辞典（OED：The Oxford English Dictionary）にはラテン語の動詞 Placere（to please, 喜ばせる）の未来形である Placebo（I shall be pleasing or acceptable, 喜ばせたい, 受け入れたい）, その名詞形で, それには 4 つの意味があると記されています（津谷喜一郎：プラセボの日本受容― Plasebo は祝詞薬だ, 歴史の中の病と医学. 思文閣, 京都府, 1997：399-427.）. その 4 番目（医学領域）には, 「患者を利するより, むしろ喜ばせるために用いられる医薬に対する通り名」と記されています.

そもそもプラセボが英語圏で用いられるようになったのは 14 世紀で, カトリック教会の特別な夕べの祈りである晩禱の「死者のための晩歌 Placebo Domino in regione vivorum（命あるものの地にある限り私は主の御前に歩み続けよう）」として用いられていたようです. しかし, ブルガタ訳聖書（ヘブライ語からラテン語に翻訳した聖書）では, プラセボを "私は満足するでしょう. あるいは生きている人たちの領域で私は主に気にいれられるであろう" と誤訳されたことから, 上述の「喜ばせたい」として伝えられたようです. なおプラセボには, 「おせじ」「おべっかいをつかう」などの意味として用いられたこともあったようです.

現在, プラセボの用語は, 医学あるいは心理学で使用されています. 一つは, 臨床研究で用いられる「偽薬」で, 比較対照として何ら作用のない物質, ないし処方です. もう一つは, 治療（法）として使用する場合で, 非特異的な精神的ないし精神生理的効果を意図して使用する治療（法）です.

このようにプラセボには, 「偽薬」としての意味とプラセボによる非特異的効果, つまりプラセボ効果としての意味の 2 つがあります. しかしながら, わが国ではプラセボは「偽薬」, あるいは「偽型薬」, 「贋薬」などと訳され, 「だまし薬, かくし薬, 気休め薬」などと言ったようにネガティブな意味として用いられています.

他方, オクスフォード英語辞典（OED）第 2 版では, プラセボについての記述

の第4番目は「患者は薬や治療法として受け取るが，実際にはその病態に対する特異的な治療的活性を持たない物質や行為，あるいはそのような活性がないと信じて処方されるもの」と，より詳細に記され否定的ではありません．

　ではなぜ，わが国ではネガティブな意味として用いられるようになったのか．この点について津谷は次の2つの点を挙げて説明しています．一つはプラセボの表面的な機能面のみが取りあげられ，臨床試験において被験者に真実を知らせないという面が強調されたこと，もう一つはプラセボが臨床試験主体であったことによると述べています．すなわちプラセボを用いた研究は，治療の面よりも臨床試験の場をもとにしたものが多かったことから「偽薬」が強調されたのではないかとの指摘です．

　そして津谷は，プラセボはそもそも声を出して歌う宗教の場面で用いられてきたことから「言霊」を用いるものがプラセボであるとし，日本において言霊に相当するものが「祝詞（のりと）」であることから「祝詞薬（のりとやく）」と訳することが適切ではないか，また「喜ばせる」ことの意味から「喜薬」と訳することを提唱しています．また，中野重行は自著『プラセボ学』（ライフサイエンス出版，2020）の中で「薬もどき」とすることを提唱しています．

　津谷や中野が提唱した「祝詞薬」「喜薬」「薬もどき」にプラセボ効果をネガティブなものとして否定すべきではないとの思いが読み取れます．なお中国語ではプラセボを「安慰剤」（日中中日専門用語辞典）と訳していますが，プラセボの語源に沿った訳となっています．

2)「ヘルシンキ宣言」におけるプラセボの扱い

　プラセボについて「ヘルシンキ宣言」（ヒトを対象とする医学研究の倫理的原則）のなかで「29．新しい方法の利益，危険性，負担及び有効性は，現在最善とされている予防，診断及び治療方法と比較考量されなければならない．ただし，証明された予防，診断及び治療方法が存在しない場合の研究において，プラセボの使用または治療しないことの選択を排除するものではない．」と記されています．この内容が，2002年10月，WMA（世界医師会）ワシントン総会で第29項目明確化のための注釈として追加されました．その文言は次の通りです．

【WMA ヘルシンキ宣言第 29 項目明確化のための注釈】

　WMA はここにプラセボ対照試験を行う際には最大限の注意が必要であり，また一般にこの方法は既存の証明された治療法がないときに限って利用するべきであるという立場を改めて表明する．しかしながら，プラセボ対照試験はたとえ証明された治療法が存在するときであっても，以下の条件のもとでは倫理的に行ってよいとされる．

・やむを得ず，また科学的に正しいという方法論的理由により，それを行うことが予防，診断または治療方法の効率性もしくは安全性を決定するために必要である場合
・予防，診断，または治療方法を軽い症状に対して調査しているときで，プラセボを受ける患者に深刻または非可逆的な損害という追加的リスクが決して生じないであろうと考えられる場合

　このようにプラセボについては，「偽薬」としてだけではなく，プラセボの意義（プラセボ効果）も含めて取り扱うことが示されています．さらに 2013 年 10 月 WMA フォルタレザ総会において次のように修正されました．

　「新しい治療の利益，リスク，負担および有効性は，以下の場合を除き，最善と証明されている治療と比較考量されなければならない：証明された治療が存在しない場合，プラセボの使用または無治療が認められる，あるいは説得力があり科学的に健全な方法論的理由に基づき最善と証明されたものより効果が劣る治療，プラセボの使用または無治療がその治療の有効性あるいは安全性を決定するために必要な場合，そして最善と証明されたものより効果が劣る治療，プラセボの使用または無治療の患者が最善と証明された治療を受けなかった結果として重篤または回復不能な損害の付加的リスクを被ることがないと予想される場合，この選択肢の乱用を避けるため徹底した配慮がなされなければならない．」

　プラセボや無治療を対照とする場合の倫理原則は 2008 年の改訂でほぼ確立され，2013 年の改訂でもほぼ変わっていません．大原則は，新しい治療法については，現在最善と証明されている方法と比較しなければならないということです．その例外として，上記の内容が定められました．

2.　プラセボ効果（反応）

　プラセボ効果とは，「プラセボによって惹起される精神的ないし精神生理学的効果」と定義されています．またアンドルー・ワイルは，「固有の作用のない成分を使って好結果をあげることをプラセボ効果と呼んでいる人が多いが，これは言葉の正しい使い方とは言えない．好結果はニセ薬の効果ではなく，それを服用した人の反応である．正しくはプラセボ反応と呼ばれるべき」であると指摘しています．なおアンドルー・ワイルは，中国伝統医学など代替医療も取り入れ，人間に本来備わっている自然治癒力を引き出すヘルスケア・システムである統合医療を提唱した人物（アメリカ合衆国の健康医学研究者，医学博士，医師）です．

　このようにプラセボ効果（placebo effect）とプラセボ反応（placebo response）の用語が使われていますが，両者の違いは見る視点を変えた表現で同じ意味を指します．すなわち，前者はプラセボが生体に対してどのように効果をもたらすかで，プラセボ側の視点からの用語であるのに対して，後者は投与（介入）されたプラセボに対して生体はどのように反応するのかで，生体側の視点です．

　しかし，プラセボは「偽薬」としてネガティブなイメージとして受け取られており，その文脈から「治療的価値のない」「除外すべき」ものとして捉えられてきました．実際，二重盲検法やRCTにおいて，単なる心理的効果として真の治療的効果を立証するために除外すべきであるものとされています．

　シャピーロ（Shapiro）は，プラセボ反応について，①薬理学的にはまったく不活性であることも活性であることもある，②ある場合にプラセボ効果を生じることも生じないこともあり，プラスの効果もマイナスの効果（副作用など）も生じることもある，と述べています．プラセボによる副作用などの有害事象によるマイナス効果を「ノセボ効果」（反偽薬効果，nocebo effect）と言います．

　このようにシャピーロは，「プラセボ効果」あるいは「ノボセ効果」もあることを指摘し，そのことを医師が知らないで薬を使い，治療を行ってきたことから「医学的治療の歴史は，大部分プラセボ効果の歴史として特徴づけられる」と指摘しています．

　ではシャピーロをして「効果がある」と言わしめた根拠は，**表3-1**に示すように

表 3-1　プラセボ投与時の改善率（Beecher, 1955）

症状	研究者名	Placebo		患者数	改善率(%)
		物質	投与経路		
術後疼痛	Keats&Beecher	生食	静注投与	118	21
	Beecher	生食	皮下組織投与	29	31
	Keats	生食	静注投与	34	26
	Beecher	乳糖	経口投与	172	33
	Lasagna	生食	皮下組織投与	100	39
咳	Gravenstein	乳糖	経口投与	44	40
狭心症の痛み	Evans	重炭酸ナトリウム	経口投与		38
	Travel	Placebo	経口投与	19	26
	Greiner	乳糖	経口投与	27	38
頭痛	Jellinek	乳糖	経口投与	199	52
乗り物酔い	Gay	乳糖	経口投与	33	58
不安・緊張	Wolf	乳糖	経口投与	31	30
感冒	Diehl	乳糖	経口投与	158	35

平均35%

Beecher は 1955 年ら米国医師会雑誌（JAMA）に発表した「The powerful placebo」の中で示した表である．術後疼痛や咳，狭心症の痛み，頭痛などの症状に対して生食（生理的食塩水）や乳糖などの Placebo の投与による改善率は 21～58%であり，平均 35%であったと報告した．（中野重行：プラセボ学，プラセボから見えてくる治療の本質．ライフサイエンス出版，2020．より作表）

プラセボ効果が比較的高い効果を示すことによります．（Beecher, H. K., 1955, "The Powerful Placebo," in Journal of the American Medical Association 159（17），1602-1606．）

　ビーチャー（Beecher）は，表 3-1 に示した研究成果からプラセボ効果は 35%と記していますが，自然経過による改善もあることから適切とは言えません．しかし，プラセボ効果が発現することは現象論的に明らかです．

　一方，近年の日本では表 3-2 に示すように治験におけるプラセボ投与群の改善率（新 GCP 以前に実施）は，相当に高いことが示されています．なお GCP（Good Clinical Practice）は「医薬品の臨床試験に関する実施基準」のことです．新 GCP（1997 年公表）の前には旧 GCP（1989 年通知）で実施されていました．両者の違いは，例えば旧 GCP では被験者の同意は文章または口頭によるとされていましたが，新 GCP では文章により同意を得ることが義務づけられました．また旧 GCP で

表 3-2　各種疾患における治験のプラセボ投与群の改善率

疾患名	改善率(%)		有意差	使用した治験薬
	治験薬	プラセボ薬		
心身症	58	42	p<0.05	抗不安薬
過敏性腸症候群	52	61	NS	抗不安薬
片頭痛	52	28	p<0.05	片頭痛治療薬
糖尿病(NIDDM)	43	13	p<0.05	消化酵素阻害剤
外傷性疾患	78	63	p<0.05	消炎鎮痛薬・貼付剤
外傷性疾患	74	58	p<0.05	消炎鎮痛薬
熱傷	68	35	0.05<p<0.1	熱傷治療薬
褥瘡	44	25	0.05<p<0.1	褥瘡治療薬
変形性膝関節症	52	49	NS	関節腔内投与
糖尿病(NIDDM)	高容量 59 中容量 36 低容量 26	13	p<0.01	糖尿病治療薬

治験薬よりプラセボ薬の改善率は低いもののそれなりの改善率である．過敏性腸症候群ではプラセボ薬の方が高く，外傷性疾患には63%，58%と高い改善率を示した．（中野重行：プラセボ学．プラセボから見えてくる治療の本質．ライフサイエンス出版，2020．より作表）

は，治験総括医師が治験実施計画書（プロトコール）を作成していましたが，新GCPでは製薬企業が作成することになりました．現在は新GCPによって治験が行われていますが，糖尿病治療薬では14〜20%（実薬：45〜52%），片頭痛治療薬では39〜51%（実薬：74〜79%），脳循環代謝改善薬9〜31%（実薬：15〜38%）であり，旧GCPと同様にプラセボ効果は高かったことがわかりました．

3. プラセボ効果（反応）の捉え方

　中野は実薬，プラセボともに投与後，一定時間経過してしてから，身体的，精神的な症状のいずれにおいても時間が経つと多くの症状は改善することから，実薬およびプラセボ薬の効果を図3-14のように構造的に示すことができるとしています．
　つまりプラセボ薬を投与した時のプラセボ効果の構造はAに示すように自然変動を含んだ効果（観察されたプラセボ効果）であり，実薬を投与した時の効果の構造はBに示すようにプラセボ効果に実薬の効果（薬効）が加わった効果（観察された実薬の効果）となります．したがって真の薬の効果（薬効）は「観察された実

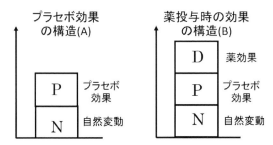

図 3-14　プラセボ効果の構造

プラセボ薬を投与した時のプラセボ効果の構造は，A に示すように自然変動を含んだ効果
である．一方，実薬を投与した時の効果の構造は，B に示すようにプラセボ効果に実薬の
効果が加わる．（中野重行：プラセボ学．プラセボから見えてくる治療の本質，ライフサイエン
ス出版，2020．より作図）

薬の効果」から「プラセボ効果」を差し引いた効果となります．実際には病態によ
りプラセボ効果の程度は異なり，痛みや精神的な愁訴や疾患（心の病）に対してプ
ラセボ効果は大きいことが示されています．

　以上のことから介入の真の効果を明らかにするためには，「比較試験」（**図 3-14**
の A と B の比較）が必要であり，両群をランダムに割り付けます．さらに評価指
標の変動の原因となる被験者（研究協力者）と評価者双方のバイアスを除くことが
必要であり，その手法が二重盲検法です．すなわち「プラセボ対照群を設定した比
較試験」と「ランダム化」と「二重盲検法」が必要と言うことです．この方法（ラ
ンダム化比較試験 Randomized Controlled Trial：RCT）が，現在における基本的
な臨床試験のデザインです．

4. プラセボ効果を生む要因

　不活性のプラセボが，なぜに効果を生むのでしょうか．これまでの研究から様ざ
まな要因の関与が指摘されています．薬物療法では，薬物要因と非薬物要因に分け
られますが，非薬物要因は様ざまな治療法に共通する要因と言えます．この非薬物
要因が，プラセボ効果に関する要因です．

　プラセボ効果に関する要因には，疾患に伴う要因と疾患以外の要因があります．
前者の要因は，①疾患の種類，②重症度，③疾患の時期などであり，後者のそれ
は，①医療者側の要因，②患者側の要因，③患者を取り巻く治療環境に関する要

因，④患者と医療者の関係などです．

　以下にプラセボ効果への関与が大きいと思われる主な要因について説明します．

1）自然治癒力

　私たちの体には自然治癒力が存在します．小さな外傷などは自然に治癒し，軽い感冒なども快癒します．このように私たちの体には病気を治す力が内在しています．手術においても切開した組織が再生することにより手術野が融合しますが，この治癒力がなければ手術療法は成立しません．手術などの外科療法だけでなく，すべての療法はこの自然治癒力を根底として成り立っています．

　古代ギリシャの医聖ヒポクラテスは「人間は体内に100人の名医を持っている．医者のなすべきことは，その名医を手助けすることである．」（ヒポクラテスの格言）と述べ，自然治癒力を支援することが医学の基本であり，医師の務めであることを指摘しました．

　このことについて板倉武（1888-1958）は，自著『治療学概論』の中で次のように述べています．「軽い病気の時には，自然のままでも差支えないが，或程度以上の病気になると，目的にそうように人工（art）を加える必要が起る．（省略）人工は，如何に努力して行ったとしても，それが自然の法に適はなければ，決して所期の目的を達し得るものではない．人工はつまり天工であり（The art itself is Nature），自然そのものに外ならない．植木屋が，植木の枝を切り又は束ね，或は保護し且つ労はり，或は悪い芽を取り去り，害虫を駆除するように，治療は自然そのものに順って自然に干渉を加へるが，併し治療と云う人工そのものも亦，自然である．」（『治療学概論』，吐鳳堂，1949）と記し，医療的介入においても自然治癒力を助長し，鼓舞するものでなければならないと指摘しています．

　一方，鍼灸医学においては「扶正」を治療の基本としています．「扶正」とは正気（自然治癒力のこと）を扶けるという意味です．鍼と灸という単純な用具で治療を行う鍼灸療法の治効原理は，自然治癒力の賦活，鼓舞と言えます．

　このように自然治癒力を抜きに医療が成り立たないことは自明のことであり，この力による心身の回復と維持・増進はすべての療法の基礎となります．

　重要なのはプラセボ効果をどのように臨床に活かすかであり，その活かし方によって臨床効果が左右されます．以下にプラセボ効果の要因について述べます．

2)　暗示効果，期待効果，条件付け，医療者の説明の仕方や対応

　プラセボ効果の発現には，暗示効果，期待効果，条件付け，医療者の説明の仕方や態度などの要因が関与します．

　中野は，暗示効果，期待効果を調べるために次のような研究を行いました．健康な大学生ボランティア43名を対象にして，4群にランダムに割り付け，単盲検下で投与したプラセボ（2カプセル）を，「精神や身体の機能を活発にする薬」（興奮薬），または「精神や身体の機能を落ち着かせる薬」（鎮静薬）と説明し，さらに実験者が被験者に対して「薬の作用を強調する態度」，または「薬の作用そのものを意識的に表現せず，被験者の行動をそのまま容認する態度」で接した際の自覚症状，精神運動機能（鏡映描写テスト），心拍数を指標にその変化を測定しました．

　実験は，薬物の説明（2種類）と実験者の態度（2種類）を組合せて，4日間の間隔をあけて，クロスオーバーデザインを採用して行いました．その結果，薬物の説明だけでなく実験者の態度の組合せにより自覚的，精神運動機能，身体反応のいずれの面でも影響が認められたことを明らかにしました．（中野重行・他：Plasebo response に関する実験的研究―性格特性ならびにプラセボ教示法との関連を中心として．精神医，1972,12（3）：186-192.）

　また中野は，不安，緊張に伴う自律神経症状を主体とする心身症を対象にした治験から得られたプラセボ投与群の改善率について，期待度の観点から分析すると**表3-3**に示すように期待度が中等度の場合が最も高く，期待が強すぎると低くなることから，ほどよい期待度があるときにプラセボ効果が高くなることを明らかにしました．

表 3-3　心身症におけるプラセボ効果と患者の期待度との関係

期待度	改善率（％）
軽度	38.4
中等度	53.0
強度	7.7

プラセボ効果は期待度が中等度の場合が最も高く，期待が強すぎると低くなることからほどよい期待度があるときにプラセボ効果が高くなることを明らかにした．（中野重行：プラセボ学，プラセボから見えてくる治療の本質，ライフサイエンス出版，2020.　より作図）

　条件付け，医療者の説明の仕方や対応によるプラセボ効果については，H. ブローディ（Brody）の著書（ハワード・ブローディ，伊藤はるか・訳：プラシーボの治癒力―心がつくる体内万能薬，日本教文社，2004.）の記述を紹介します.

(1) ベネズエラの医師（マリアネラ・カステス博士）のチームによる条件付けの効果に関する研究

　喘息薬に条件付けを行うと，その「条件」だけで症状が改善するかを調べるために喘息の子ども42人を対象に15日間の臨床試験を行いました. 子どもたちは条件付けのグループとそうでないグループに分けられました. 条件付けグループは1日2回，目盛り付き吸引器で喘息薬が投与されると同時に「条件刺激」としてバニラの香りをかがされました. そうでないグループは，条件付けが起こらないように喘息薬とバニラの香りを時間差をおいて別々に与えられました. 15日後，条件付けしたグループの子どもは喘息薬なしでバニラの香りをかがされると肺の機能が本物の喘息薬の3分の1程度改善したと報告しています. さらにカステス博士は目盛り付きの吸引器そのものも機能改善に関与していることに気づき，薬の代わりに水を入れて調べたところ，水の蒸気でも本物の薬の3分の1程度の改善を示したと報告.

(2) ハーバード大学のエグバート博士のチームによる説明の効果に関する研究

　大手術を受けることになっている97人の患者を2つのグループに分け，ひとつのグループは通常通りの手続きに加え，麻酔医により簡単な病歴のチェックと医学的な診察を受けたのに対して，もう一方のグループは麻酔医から手術後の痛みについて，かなり時間をかけて詳しい説明を受けました. その時の麻酔医は「ご存じだと思いますが，手術の後は痛みがあります. 是非，言っておきたいのですが，痛みがあるのは正常なことで，あなたが受ける手術なら当然予想されることです. 痛みを軽くするためには，できることがいくつかあります」と言って可能な対処法のリストを手渡し，「鎮痛剤が必要と思ったら，遠慮なく言って下さい. ここの看護師たちはいつもあなたに気を配っていますし，痛みがひどいから何かして欲しいと言えばすぐにも対応してくれます」と付け加えました. その結果，痛みに対して懇切丁寧な説明と対処の可能性を示されたグループに処方された鎮痛剤は，簡単な説明だけを受けたグループの半分であり，平均で2日も早く退院したと報告.

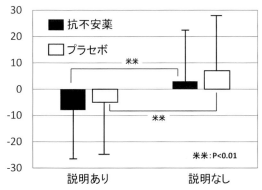

図3-15　薬効に関する医師の適正な説明が外来歯科患者の不安の強さに及ぼす影響
不安水準を STAI-S で評価したところ，「説明あり」の両群（プラセボ群と抗不安薬群）
ともに不安が有意に低下した．（中野重行：プラセボ学，プラセボから見えてくる治療の本質，
ライフサイエンス出版，2020．より作図）

　これら研究結果を踏まえて，ブローディは「プラセボ」によって患者側の「条件
付け」や「期待感」によってある「意味づけ」がなされ，それが身体的な変化を引
き起こすとして，プラセボ効果は認識的かつ身体的な反応であると述べています．
　この点について中野は，歯科治療時に不安，緊張する患者は多いことから，104
名の歯科受診者を4群にランダムに割り付け，プラセボまたは抗不安薬（ロラゼパ
ム 0.5 mg）を盲検下において単回服用してもらい，両群のなかで「薬効」につい
て適正に説明を受ける群と受けない群を設定し，不安水準を STAI-S（状態不安：
測定時の不安の強さ）で評価しました．その結果，**図 3-15** に示すように「説明あ
り」の両群（プラセボ群と抗不安薬群）ともに不安が低下したとし，歯科治療に対
する不安感の軽減は「説明」による暗示効果，期待効果を反映したものと述べてい
ます．

3）患者－医療者関係，患者の治療意欲

　患者と医療関係者の関係の良し悪しにより，プラセボ効果は影響を受けます．
「良き信頼関係」「良いラポール形成」により，治療効果をより高めることはよく知
られています．中野は前述の心身症の治験（**表 3-3**）について「患者と医療関係
者」の観点から，自律神経症状の改善薬を分析したところ，患者と医療者の関係が
良好で50%，やや良好で32%，困難で10%であったことから，両者の関係が良い

と改善率は高くなることを明らかにしました.

　一方,患者側の要因として,患者の治療意欲が挙げられています.例えばリハビリテーションにおいて患者の治療意欲の有無が機能回復に影響することは,以前から指摘されてきたことですが,井上の調査研究はこのことを裏付けるものです.井上は1,175名の脳卒中患者を対象にリハビリテーションの阻害因子についてアンケート調査結果をもとにADL能力に与える要因についてロジスティック回帰分析を用いて解析したところ,その大きさは「意欲の有無」が最大であったと報告しています(井上圭太郎:脳卒中のリハビリテーション阻害因子に関するアンケート調査.医療,1986;40(12):1137-1141.).

　なお,近年,患者も治療者として参加することの重要性が指摘されています.それは患者の治療意欲が治療効果に影響を及ぼすからです.

5.　プラセボ効果(反応)のメカニズム

　プラセボ効果は,単に心理的な効果だけでなく,精神生理的な変化によって生じる効果であると言われています.1987年,レビィン(Levin)らは,抜歯後の患者を対象にプラセボを投与すると痛みは軽減されるが,2時間後にナロクソン(オピオイドの拮抗薬)を投与したところ,プラセボによって生じた鎮痛効果が消失したことからプラセボ効果は「単なる思い込み」ではなく,オピオイドと同じように作用したとし,内因性オピオイドペプチド系(内在性モネヒネ系)の関与を示唆しました.しかし,その後の研究によりナロクソンはプラセボ鎮痛を完全に遮断しないことから内因性オピオイドペプチド系以外の物資も関与しているのではないかと考えられました.

　このことについてベネデッテ(Benedetti)とアメンシオ(Amanzio)は,プラ

（メ　モ）　ロジスティック回帰分析

　多変量解析の一つ.複数ある変数間の関連を分析する統計手法で,わかりやすくいうと「ある事象の発生率」を分析できる方法である.井上の例では,リハビリテーションの複数の阻害因子(説明変数:性,年齢,診断,麻痺発症後の期間,治療意欲,半側空間失認,深部知覚障害,失語の有無,長谷川式簡易知能評価スケール)が患者のADL能力(目的変数)に及ぼす影響の大きさをロジスティック回帰分析により求めた.その結果,ロジスティック係数およびオッズ比から検討したところADL能力に最も大きな影響を与える因子は「治療意欲」であったと報告.なお,オッズ比とは,説明変数が目的変数に及ぼす影響の大きさ,関連の強さを示す値である.

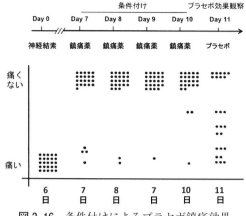

図 3-16　条件付けによるプラセボ鎮痛効果

ラット（25 匹）による神経因性疼痛モデルに対して鎮痛薬投与（腹腔投与）の効果を確
認した後，鎮痛薬を 4 日間繰り返した（条件付け）後，5 日目にプラセボとして生理的食
塩水を投与したところ，図に示すように 11 日目には有意な鎮痛効果を示す個体が現れた．
このことは投与行為という条件付けによって鎮痛効果が生じたことを示す．図中の•はラ
ット 1 匹を示す．（Zeng Y., Hu D., Yang W., Hayashinaka E., Wada Y., Watanabe Y., Zeng
Q. Cui, Y.L., "A voxel-based analysis of neurobiological mechanisms in placebo analgesia in
rats", *NeuroImage*, 2018 Sep：178：602-612.）

セボによる鎮痛効果は「期待すること」によると捉え，患者が「期待すること」で
疼痛を調節する大脳領域（前頭前皮質，前帯状回，中脳水道周囲灰白質の一部）が
活発になり，エンドルフィン，ドパミン等の神経伝達物質のような鎮痛物質の放出
を引き起こしているのではないかと報告しました．（Benedetti, F., Amanzio, M., Rosato,
R., Blanchard, C., Nonopioid placebo analgesia is mediated by CB1 cannabinoid receptors. *Nat. Med.*
2011. 17, 1228 F.）

　しかし，この研究では「期待感」の脳内での領域を同定することができないとし
てジェン（Zeng）と渡辺らは，ラットによる神経因性疼痛モデル（第 5 番，第 6
番の腰神経を片方だけ結索した慢性疼痛モデル）を作製し，PET（陽電子放射断
層撮影法：Positron Emission Tomography）を用いて脳機能イメージングから検
討しました．モデルラットで鎮痛薬投与（腹腔投与）の効果を確認した後，鎮痛薬
を 4 日間繰り返した（条件付け）後，5 日目にプラセボとして生理的食塩水を投与
したところ，**図 3-16** に示すように有意な鎮痛効果を示す個体が現れました．この
ことは投与行為という条件付けによって鎮痛効果が生じたことを示すものです．そ

の効果に関与する脳内の部位を同定するために PET で測定したところ，対側の前頭前皮質内側部の一部である前頭前皮質が活性化されることを明らかにしました．

　この部位は，ヒトにおいては背外側前頭前皮質と相同な部位であり，ヒトの背外側前頭前皮質は予測や期待感に関与する部位であることから，前頭前皮質は「期待感」によるプラセボ効果の発現に関与する脳部位であることが示されました．さらにこの部位を薬剤で破壊したラットを条件付けしてプラセボを投与したところ，鎮痛効果の発現は認められなかったことを確認しています．またミューオピオイド受容体（ν opioid receptor）の拮抗阻害剤を投与すると前頭前皮質内側部と痛みの制御に深く関わる腹外側中脳水道周囲灰白質の機能的結合が低下することや，プラセボ鎮痛効果が遮断されることから，条件付けによるプラセボ鎮痛効果は，前頭前皮質内側のミューオピオイド受容体の制御を受けていることが明らかにされました．

6.　鍼灸療法とプラセボ効果

　サイモン・シンとエツアート・エルンストは『代替医療のトリック』（青木薫・訳，新潮社，2010．）を著し，その中でドイツのメガ・トライアルによる鍼治療の臨床試験をもとに「本物の鍼では，患者の約半数に著しい鎮痛効果がみられた．シャム鍼（偽鍼）でも，それと同程度の鎮痛効果がみられた．しかし，第三のグループ（鍼を打たない）では，改善の程度はほかの２つのグループよりも著しく低かった．本物の鍼とシャム鍼の両方で同程度の効果がみられるということは，本物の鍼の効果は，単にプラセボ効果だということを意味する．」と記し，鍼の効果には科学的根拠がなく，プラセボ効果に過ぎないと断言しました．鍼の効果はプラセボ効果に過ぎないとした根拠は，本物の鍼とシャム鍼との比較で両者には有意な差が認められなかったとする臨床試験に基づいています．しかし，サイモン・シンとエツアート・エルンストが根拠とした臨床試験の評価の仕方は，適切ではありません．

　図 3-17 は，臨床試験で用いられたシャム鍼あるいはプラセボ鍼です．図の A と B のシャム鍼は，身体内に鍼が刺さることはありませんが，皮膚に接触します．

　ドイツの臨床試験では，本物の鍼治療群（特異的治療点に深刺入）とシャム（sham）鍼治療（接触鍼や切皮鍼）との効果だけを比較した訳ではなく，鍼治療を受けない群（待機群），通常の現代医学的治療を受けた群，あるいはガイドラインに基づいて実施された標準治療群とも比較した臨床試験が行われています．彼らが

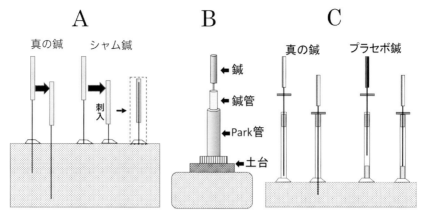

図 3-17　シャム鍼とプラセボ鍼

A：ストレートバーガ（Streitberger）のシャム（sham）鍼（偽鍼）は，鍼先が丸く，切皮・刺入の際に鍼体が鍼柄の中にはまり込むようになっている．刺鍼点の周囲に円形のリングを付着させ，その上を粘着性のカバーで覆ってあり，ここに偽鍼を垂直に立てて刺鍼動作をする．この操作により実際には鍼先が皮膚を貫通していないのに，鍼が体内に挿入されているように見える．

B：パーカ（Park）のシャム鍼も Streitberger のシャム鍼と同様の原理のシャム鍼で，両面テープで皮膚に接着させた土台に固定された太い管（Park Tube）の中に鍼管とともにシャム鍼をセットして用いる．

C：高倉のダブルブラインドプラセボ鍼の特徴は，鍼管が不透明で内部は見えないこと，鍼体の先端が所定の刺入深さに達したときに鍼柄が鍼管内に進入するのを阻止するストッパーを有すること，プラセボ鍼の鍼管の底部に詰め物があり，刺入時には抵抗を与える．このような装置の鍼を使うことによっていずれが本物の鍼かプラセボ鍼かが施術者，被験者ともに判別はできない．

指摘したように本物の鍼とシャム鍼の両群間では有意差は認められなかったものの，本物の鍼治療群とシャム鍼治療群ともに待機群や標準治療群に比べて有意に効果があったことが示されています（**図 3-18**）．

　彼らの問題点は，シャム鍼の解釈です．切皮鍼，接触鍼は日本では刺鍼法の一つであり，決して不活性な鍼ではありません．わが国では切皮鍼や接触鍼で臨床的効果をあげています．つまりシャム鍼とされている鍼は決して不活性な鍼ではなく，一定の効果のある鍼と言うことです．

　多くの国では偽薬（不活性なもの）と同義なものとしてシャム鍼を設定して臨床試験を行っています．しかしながらそれらの臨床試験は深刺入と浅刺入（接触も含めて）による鍼治療の効果を比較したに過ぎません．したがって両者間に有意差が

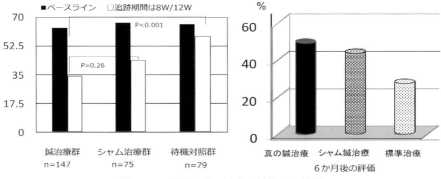

図3-18　慢性腰痛に対する鍼治療の効果
左図は真の鍼，シャム鍼，待機群の3群間との比較であり，右図は真の鍼，シャム鍼，整形外科的な標準治療の3群間との比較である．左図はVASで，右図の評価は反応率（33%以上の改善を示した患者の比率）で評価した．図に示すように真の鍼群とシャム鍼群とでは有意差は認められなかったが，待機群，あるいは標準治療では有意差が認められた．（左図はエビデンスに基づく変形性膝関節症の鍼灸医学．医歯薬，2007．より作図．右図はエビデンスに基づく腰痛症の鍼灸治療．医歯薬，2010より作図）

ないということは，浅刺入（接触も含めて）による鍼治療と深刺入による鍼治療の効果はほぼ同じであり，そのために両群間で有意差が認められなかったと解釈すべきであり，鍼の効果をプラセボ効果と断言することはできません．

7.　より効果的な鍼灸臨床とは

　「患者の心理状態は病気の発生に関与しているばかりか，治癒の過程にも重要な働きを演じている．いかなる治療においても，医師に対する患者の心理的な反応は重要な部分を，おそらく最も重要な部分を占めている」とフリッチョフ・カプラは述べています．つまり治療する過程で患者に心の安らぎと信頼感を与えるように対応することの重要性を指摘したものです．

　また「プラセボ反応は心のなかで発生する」とアンドルー・ワイルは述べ，プラセボ効果は心身作用を理解する鍵概念として，また，真の治癒力を作動させるための手掛かりとして位置づけています．さらにアンドルー・ワイルは「真の医術とは，個々の患者に内部からの治癒力を最もうまく生じさせる治療法を選択し，提示する治療家の能力のことである」とも述べています．

　鍼灸医学が「身心一如」を基盤として成り立つ全人的医学であるならば，当然な

からプラセボ効果を否定するものではなく，むしろより積極的に活用し，臨床効果を高めるようにしなければなりません．したがって鍼灸療法における治療効果を臨床的な観点から捉える場合，プラセボ効果も含めた〝まるごと〟を評価すべきであろうと思います．それは図3-14に示したように実際の臨床においては「治療＋プラセボ効果＋自然経過」が一体となって臨床的効果として発現するからです．

　鍼灸医学では「治神」の重要性が指摘されています．『黄帝内経』には，「およそ刺鍼の秘訣は，まず神を治めることにある」（宝命全形論篇），「刺鍼の要点は神を忘れないこと」（官能篇），「およそ刺鍼の法則は，まず神に基づくこと」（本神篇）と記されています．このように鍼灸治療に当たっては，まずは「治神」することとしています．

　では，「治神」とは何かと言えば，心を治め落ち着いた状態を意味します．鍼灸臨床においては，まずは受療者をリラックスさせ，鍼灸療法に対する不安や緊張感を除き，施術者も心穏やかに受療者に向き合うことで，有効で良い治療をなし得ると『黄帝内経』に記されています．つまり「治神」は臨床的効果を高めるための要諦とし，このことによってプラセボ効果も含めた臨床的効果を発現させやすくするということができます．

　なおアンドルー・ワイルは，すべての治療はその治療固有の効果のほかに活性プラセボ効果が加わり，より有効な結果をもたらすもので，ここに治療効果の基本的構造があると述べています．活性プラセボとは，何らかの生体に作用する直接的効果（例えば注射の刺痛や赤色の錠剤など，患者が明らかに気づくような直接的な治療）を有するプラセボのことで，より臨床的効果を高めるには有効であると述べています．

　鍼灸臨床では刺入時の鍼のひびき（得気）や灸の快痛刺激は一種の活性プラセボの要素を含んだものと捉えられますが，大切なことは受療者（患者）の鍼灸刺激に対する感受性を十分考慮し，加えて鍼灸療法に対する認知の程度（鍼灸療法の効果，期待感，不安感など）も踏まえて施術することです．

　実地の鍼灸臨床においては，EBMによる鍼灸療法をベースとして，施術所の治療環境，施術者の対応（説明，傾聴など），受療者とのコミュニケーションなどにも配慮し，良好な関係性を構築することが大切です．言い換えればサイエンスとして，アートとして実地臨床を行うことが望まれます．

　このことは，ウィリアム・オスラーが Medicine is an art based on science（医学はサイエンスに基づくアートである）と述べたように，鍼灸医学も Acupuncture and Moxibustion is an art based on science（鍼灸医学はサイエンスに基づくアートである）として臨床実践することが大切ではないでしょうか.

参考文献

1) 中野重行：プラセボ学―プラセボから見えてくる治療の本質. ライフサイエンス出版，東京，2020.
2) 津谷喜一郎：プラセボの日本受容― Placebo はのりと薬だ. 山田慶兒，栗山茂久・共編：歴史の中の病と医学，思文閣出版，京都，399-427. 1997.
3) 山下仁：速修/現代臨床鍼灸学エッセンス. 錦房，2020.
4) スティーヴン・ロック，ダグラス・コリガン：内なる治癒力―こころと免疫をめぐる新しい医学（原書は The Healer Within）. 創元社，大阪，1990.
5) 神庭重信：こころと体の対話―精神免疫学の世界. 文春新書，文藝春秋，東京，1999.
6) Arthur K. Shapiro, Elaine Shapiro：赤居正美，滝川一興，藤谷順子・訳：パワフル・プラセボ―古代の祈祷師から現代の医師まで. 協同医書出版，東京，2003.
7) アンドルー・ワイル：上野圭一・訳：癒す心・治る力―自発的治癒とはなにか（原書は SPONTANEOUS HEALING）. 角川書店，東京，1995.
8) アンドルー・ワイル：上野圭一・訳：人はなぜ治るのか―現代医学と代替医学にみる治癒と健康のメカニズム（原書は Health and Healing），日本教文社，東京，
9) ハワード・ブローディー：伊藤はるみ・訳：プラシーボの治癒力（原書は THE PLACEBO RESPONSE-HowYou Can Release the Body`s Inner Pharmacy for Better Health）. 日本教文社，東京，2004.
10) ビル・モイヤース：小野善邦・訳：こころと治癒力（原書は Healing and The mind）. 草思社，東京，1994.
11) ジョー・マーチャント：病は気からを科学する（原書は CURE-A　Journey into the Science of Mind Over Body）. 講談社，東京，2016.
12) サイモン・シン，エツアート・エルンスト：青木薫・訳：代替医療のトリック（原書は Trick or Treatment ― Alternative Medicine on Trial）. 新潮社，東京，2010.
13) 中野重行：プラセボの使用に関する倫理的ジレンマとそれを乗り越える試み. 薬理と治療，2014；42（10）：711-719.
14) 小林真一：Placebo の意義と問題点―臨床試験における倫理的側面. 臨床薬，1993；24（1）：341-346.
15) 加藤　敏：プラセボ効果の吟味と精神療法の再評価―うつ病に力点を置いて. 精神経誌，2013；115（8）：887-900.
16) 三輪英人：プラセボ効果―特にパーキンソン病における効果について. 臨床薬理，2009；40（4）：145-150.

17）栗原千恵子：ヘルシンキ宣言 2013 年改訂─来る半世紀への挑戦．臨床薬理，2014；
　　45（2）：41-51.

18）Ted J.Kachuk：Acupunccture & Placebo Acupuncture．東京有明医療大学雑誌，
　　2009；1：101-109..

19）Ted J.Kachuk：プラセボ対照無作為比較試験の歴史．東京有明医療大学雑誌，2009；
　　1：83-100.

20）Jongbae Park, Adrian White, Hyejung Lee，山下　仁，Edzard Ernst：新しく開発し
　　た偽鍼とその信頼性．全日本鍼灸学会雑誌，2000；50（1）：111-114．

21）Beecher, H. K.：" The Powerful Placebo," in Journal of the American Medical
　　Association 1955：159（17），1602-1606.

22）板倉　武：治療学概論．吐鳳堂，東京，1949.

第4章　21世紀の養生・未病治・ヘルスケアと鍼灸医学

　本章では，21世紀における鍼灸医学のかたちについて概説します．これまでは治療医学を中心とした医療システムでしたが，21世紀は疾病構造の変容とヘルスケア産業の動向から養生・未病治・ヘルスケアを重視した医療システムへと転換するのではないかと予測されます．その動向を踏まえて，これからの鍼灸医学が進むべき方向性，鍼灸医療のかたちについて，第1節 養生，第2節 古医書にみる養生，第3節 未病・未病治と鍼灸医学，第4節 ヘルスケア・ウェルネス・ウェルビーイングと医療，5節 鍼灸医学の未来像の構成で述べます．

第1節　養　　生　　　　　　　　　　　　　　　　　　

　　　　養生について『日本国語大辞典』（小学館）には，「生命を養うこと，健康を維持し，その増進に努めること」，『広辞苑』（岩波書店）では「生命を養うこと，健康の増進をはかること」と記されています．そのほかにも病後の手当，土木・建築においてモルタルや打ち終わったコンクリートを保護すること，植物の生育を保護するなどの意味として養生という用語が用いられています．
　　　　このようにわが国では様ざまな分野で養生という用語が用いられていますが，ここでは「生命を養うこと，健康を維持し，その増進に努めること」として，日本におけ養生の概念，思想の形成と変遷について概説します．

1.　養生の概念

　養生の概念は，極東地域（中国大陸，朝鮮，台湾，日本）で起こったとされています．その起源は定かではありませんが，紀元前3〜5世紀の古代中国のころ，つまり戦国から後漢時代にかけて多くの思想家や医家たちが養生の思想や方法について研究し，養生の概念と養生法を形成したようです．
　その内容は保健・強壮・疾病予防・老化防止などについてであり，養生法は大きく「静を以って生を養う」と「動を以って生を養う」に分けられます．（傅維康：川

井正久・編訳：中国医学の歴史．東洋学術出版，市川市，1977．）

　「静を以って生を養う」の代表が，荘子や老子です．荘子は「平易・恬淡なれば，則ち憂患に入る能わず，邪気襲う能わず・・・此れ養神の道なり」（刻意篇）と説いています．また「必ず静かに，必ず清く，汝の形（身体）労することなく，汝の精（こころ）搖かすことなくば，乃ち以って長生すべし」（在宥篇）と説いています．

　一方の「動を以って生を養う」の代表が華佗です．「流水は腐らず，戸枢（開き戸の蝶番）は蠹（虫が喰う）せず」というように，身体を動かすことが大切であるとして「五禽戯」を創始したと伝えられています．五禽とは，虎・鹿・熊・猿・鳥のことで，華佗は動物の動きと姿態を模倣することで病気を予防し，健康を維持できると説きました．

　さらに孔子は「静」と「動」の結合（静動結合）を提唱し，荘子や老子は「自然に順う」ことが養命・養生に繋がると説いています．

　このように養生には，精神と身体へのアプローチがありますが，目指すところはあたかも草木が養分を吸って伸びやかに生きるごとく命を充実させることです．そのことを得るために老荘思想と道教の技法的・文化的要素が加えられ，養生の思想と方法が形成されたのではないかと瀧澤利行は述べています（瀧澤利行：日本における養生論の文化．障害児研究，2020，1，15-34．）．

2. 日本における養生思想の形成と変遷

　このように古代中国で形成された養生思想は，わが国にも伝えられました．日本最古の医書である丹波康頼撰『医心方』巻二十七「養生」（984年）には，「性は自ら善と為すこと」「神（精神）を養うこと」「形（身体）を養うこと」とし，「精」や「気」を保全することと記されています．そのためには日常的なふるまい（ライフスタイル：労働，食事，睡眠，性生活など）が大切であるとしています（浦山きか：『医心方』の構成と養生思想．日本健康学会誌，2019，85（1）：18-29．）．

　このようにわが国に伝えられた古代中国の養生思想や方法は，時代とともに変化し，今日に至っています．瀧澤利行によれば，養生の理論的基盤や内容から「古代・中世期養生論」，「近世前・中期養生論」，「近世後期養生論」，「近代期（明治期）養生論」の4つに分けられるとしています．（瀧澤利行：養生思想の展開とその公衆衛生的機能．日本公衆誌，1997，4412）：910-927．）

以下に瀧澤の説に基づいて4つの時期の養生論の概要を紹介します.

(1)「古代・中世期養生論」

　養生は大きく「養形（身体の養生）」と「養神（精神の養生）」の2つに分けられるとし,「養形」・「養神」の原則は「慎身（身を慎むこと）」と「節欲（欲望を抑えること）」の推奨と「未病治」を基本としています. 養生法は, ①辟穀（食事法, 断食法）, ②服餌（服薬法）, ③調息（呼吸法, 精神安定法）, ④導引（運動法）, ⑤房中（性交法）の5種類に大別されます.

(2)「近世前・中期養生論」

　古代・中世期養生論の中核であった5種類の養生法に加えて,「視聴覚言語」「排泄」「性欲・性交」「精神衛生」「養老育幼」などの項目が高い比率で論じられており, 養生全体の内容が体系化されました.

　養生の原則については,「古代・中世期養生論」と同様に「節欲慎身」とし, これに「気静体動（気を静かに保ち, 体はよく動かすこと）」を強調していることが特徴です.

(3)「近世後期養生論」

　多様な養生論が展開され, これらは①後世派養生論, ②古医方系養生論, ③道教・神仙術系養生論, ④国学・神道系養生論, ⑤心学系養生論, ⑥洋学（蘭学）系養生論, ⑦その他の各系統に分類できます.

　それまでは「養形」・「養神」が中心であったものが, 倫理・道徳, 家政・利財などの生活関連事項や地理・風物詩・歴史・諸芸などの文化・教養事項までに及んだことから, 養生の概念は広がりました. つまり養生の概念が,「身心の摂生や長寿にとどまらず, 自然および人工のすべての諸事象に共通する生成変化を意味する概念」として捉えられるようになりました. 今も土木・建築や植物の分野において「養生」の用語が用いられていますが, この時期の養生論の影響とも読み取れます.

(4)「近代期（明治期）養生論」

　西洋の衛生学の影響を受け, 個人の身体, 精神の健康づくりとそれらの維持を目的としつつも個人の養生は国家の養生に向けたものになっていきます. つまり明治期の富国強兵の施策に基づいて, 国家を形成するには国民の健康は必要不可欠であるとし, 体力向上を目指したのです. なお体力について「第一は国民の体力を養うことである. 殖産のもとは人の労力にあり, 労力は人の身体より生ず」として体力

向上を国民に奨励したのは福沢諭吉（1835-1901）と言われています．また当時，感染症が蔓延したことも衛生思想を広めた要因でした．

　明治以降，養生思想は公衆衛生思想に置き換えられていきます．さらに養生思想は儒教と絡められ，道徳教育にも組み込まれました．長與専齋（1838-1902）は，衛生概念を近代国家の医療制度の基礎として発展させたことから，近世後期の多様な養生論は次第に個人の養生に限定されていきます．

(5)「現代社会の養生論」

　今，養生の再評価が起こっているように感じられます．

　現代においては，感染症など急性疾患と入れかわるように生活習慣病や慢性疾患が増えてきたことから，予防への関心が高まってきました．つまり個人の健康に再び関心が向けられるようになってきました．

　現代の疾病構造の中心が生活習慣病や高齢疾患ですが，次は社会との不適合による病，例えばストレス病，うつ病などの「こころの病」が疾病構造の中心になることが予測されています．生活習慣病は予防することができる疾患であり，未病状態があることから未病治が可能な病態です．また高齢者においては「虚弱」（フレイル）という経過を経て，高齢疾患へと進展することから，フレイルの予防，あるいは早期の対応により自立した生活を維持することができます．フレイルも高齢疾患の未病であり，未病治が可能です．

　かつての成人病は，生活習慣病と改称されました．その意図は，個人の健康意識を高め，予防に努めることの意義を国民に広く知ってもらうためです．そして政府

メ　モ　**健康日本21**

　厚生労働省は，平成12（2000）年度から『21世紀における国民健康づくり運動（健康日本21）』を推進している．平成25（2013）年4月からは，第2期目として「全ての国民が共に支え合い，健康で幸せに暮らせる社会」を掲げ，第二次の「健康日本21」が開始された．「健康寿命の延伸と健康格差の縮小」「健康を支え，守るための社会環境の整備」など5つの基本方針を定め，53項目の目標を設定した．令和4年（2022）の10月には，第二次の最終評価が行われ，報告書が取りまとめられた．

　その報告書によると，①一部の指標，特に一次予防に関連する指標が悪化している，②全体としては改善していても，一部の性・年齢階級別では悪化している指標がある，③健康増進に関連するデータの見える化・活用が不十分である，④PDCAサイクルの推進が国・自治体とも不十分である，との指摘がなされた．これらの事項を踏まえ，第三次の「健康日本21」が令和6（2024）年度から開始される．期間は12年間である．

は，厚生白書（平成9年版）に東洋医学の概念であった「未病」を取りあげ，未病治の重要性に言及しました．さらに政府は，アメリカの「Healthy People 2000」の施策を参照に平成12（2000）年度に「21世紀における国民健康づくり運動（健康日本21）」の施策を策定し，推進することを決めました．

　このように国の施策により国民の健康意識は徐々に醸成され，養生への関心が高まってきました．さらに現在は，健康からウェルネス（wellness），ウェルビーイング（well being）へ志向が高まっています．

3.「養生」を必要とする現代人の実態

　現在のわが国の疾病構造は，不良な生活習慣による生活習慣病と老化に起因する高齢疾患により構成されていますが，人間関係等を含めた社会との不適合によるうつを代表とする心の病が増えています．これからのストレス社会の動向を見据えると，社会との不適合による病態はさらに増えることが予測されます．

　その兆候は国民生活基礎調査（2019）の「悩みやストレスの状況」に現れています．悩みやストレスの有無別構成割合（12歳以上）では，「ある」と回答した者は47.9%（**図4-1-A**），性・年齢階級別にみた悩みやストレスがある者（12歳以上）の割合は，総数では男性が43.0%，女性が52.4%で女性が多く，年代別では男女とも20〜50代が多い（**図4-1-B**）．このように国民のほぼ半数が悩みやストレスを抱えており，20〜50代の働き盛りの年代で多いことからその対策が急がれます．

　これからの社会を見据えると，ストレス社会の様相が強くなることから，ストレス病や社会との不適合による心の病が増える傾向にあります．そのような状況に陥らないようにするためには，21世紀型の養形と養神が必要です．

（メ　モ）　ウェルネスとウェルビーイング

　WHOが発表した憲章では，ウェルビーイングは「健康」「幸福」「福祉」といった意味を含み，人間関係や仕事に対する満足感，地域社会とのつながりにおける満足度などを含め，すべてが満たされた状態を意味する．一方，ウェルネスは身心が社会的に健康になることを意味することから，ウェルネスはウェルビーイングに内包される概念である．

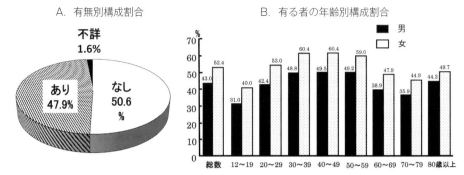

図4-1 悩みやストレスの有無別構成割合（2019年）

Aでは「ある」と回答した者は47.9%，Bでは，総数では男性が43%，女性が52.4%と女性が多く，年代では男女とも20〜50代が多かった．（図は国民生活基礎調査（2019）より作図）

参考文献

1) 傅維康：川井正久・編訳：中国医学の歴史．東洋学術出版，市川市，1977．
2) 瀧澤利行：日本における養生論の文化．障害児研究，2020，1：15-34．
3) 浦山きか：『医心方』の構成と養生思想．日本健康学会誌，2019，85（1）：18-29．
4) 瀧澤利行：養生思想の展開とその公衆衛生的機能．日本公衆誌，1997，44（12）：910-927．
5) 張 勇：中国養生理論が現代の健康に示唆するもの．長野県短期大学紀要，1995；50：91-101．

第2節 古医書にみる養生 ◇ ◇ ◇

　養生に関する古医書として『黄帝内経』と『養生訓』（貝原益軒著）を取り上げました．前者では，「四気調神大論篇」および「上古天真論篇」に天地自然と順応した生活習慣と「恬淡虚無」とした心の持ち方，後者では，前者と同様に生活習慣と心の持ち方による養生について記されています．特に人としての生き方について分かりやすく解説されています．

　本節では，古医書『黄帝内経』と『養生訓』における養生について概説し，養生の意義と重要性について述べます．

1.『黄帝内経』にみる養生

　古代中国の古医書等には，四時（四季）の過ごし方や生活習慣，規律，心の持ち方などの養生の技法について記されていますが，その目的は生命力を養うことと思われます．生命力が強く，しなやかであれば自ずと健康維持・増進，疾病予防となります．以下に『黄帝内経』の養生の要点を記します．

　『黄帝内経』の養生は，不老長寿や身体強壮などを目的とするものではありません．身心の健康を維持し，より高次の健康を得ようとするものです．そのために健康維持・増進に関する日々の生活における活動や行動，守るべき習慣などについて記されています．また心の持ち方についても触れています．

1）四時の養生―自然に順う―

　鍼灸医学における人と自然との関係については，天人合一の思想による「人と天地の相応」という捉え方です．『黄帝内経素問』宝命全形論篇に人体の機能と外部環境との関係について，「人は天地の気を以って生じ，四時（春夏秋冬の四季）の法をもって成る」と記されているように，人は自然環境から独立して存在するものではなく，天地の間で生かされた存在であり，両者は密接不離な関係にあります．

　このように人は自然との交流の中で生かされているといった考え方に基づいて，四時（季節）の移ろいに応じた人の守るべき生活態度について記されています（『黄帝内経』四気調神大論篇）．

　この四時の養生―自然に順う―の考え方は，現代医学的に捉えれば時間医学，気象医学における養生ということになります．人は自然の営みの中で生きている以上は，その環境から独立して生活をすることはできません．日本には四季があります．季節の移ろいに伴う気象変化に応じて生きとし生けるものすべてが変化しながら生きています．そこに繰り広げられていることは，四時の変化に適応して逞しく生きていることであり，そのための過ごし方が『黄帝内経』四気調神大論篇に記されています．（時間医学の詳細は，第 2 章 第 2 節 時間医学と鍼灸医学を参照）

　以下は，『現代語訳黄帝内経素問上巻』（東洋医学術出版）[2]を参照に『黄帝内経』四気調神大論篇の要点をまとめたものです．

(1) 春の養生

「春の3か月を発陳（はっちん）という．それはすべてのものが発生し，生き生きと栄える季節である．夜は少し遅く寝て，朝は早く起きる．庭に出てゆったりと歩き，髪を解きほぐし，体をのびやかにする．気持ちは活き活きとさせて生気をみなぎらせる．殺害や剥奪をせず，人を罰したり非難したりせずにほめる．」

　春は，天地万物が生き生きと活動を始める季節であるので，万物と同様に伸びやかに生きることが大切であるという．「発陳」とは，冬の間に潜んでいたものが表に現れることを指します．例えて言えば植物の芽がで，成長発育する様を表した言葉です．つまり春の気は発散することから，ライフスタイルにおいては，ゆったりとのびやかに，髪を固く結ったり，堅苦しい衣服を着用したりするのは避けることがのぞましく，殺・奪・罰といった行為を控えることがよいと説いています．

(2) 夏の養生

「夏の3か月を蕃秀（ばんしゅう）という．それは万物が繁り栄える季節である．天地の陰と陽の気が活発に交流し，万物すべてが花咲き，実る盛んな時期である．夜は遅く寝て，朝は早く起きる．精神的には志をたかぶらせることなく，日の下でのびのびとし，陽気を体外に発散させる．」

　夏は，天地間の万物が成長を遂げる時期です．「蕃秀」の「蕃」とは茂・盛の意味で，「秀」とは華・美の意味です．夏の季節は陰陽の気が活発に交流するので，万物は花開き，実を結びます．人々は夜遅く寝て，朝早く起き，日の下で生活し，慎らず，陽気を体外に発散させ，体内に余分な気を鬱滞させず，浣渕と生活することが望ましいと説いています．

(3) 秋の養生

「秋の3か月を容平（ようへい）という．天の気は涼しくなり，地の気が静粛として澄んでいくように，すべての物が収斂してくる時期である．夜は早く寝て，朝は早く起きる．心持ちは平穏にしてゆったりとさせる．秋の冷気を緩和させ，身体を冷やすことのないようにして，肺気を清浄にする．」

　秋は万物が成熟し，収穫の季節です．容平とは，樹々の果実が結実し，成熟したものを収穫するという意味です．それに応じて，夜は早く寝て，朝は早く起き，心を外に向けて動揺させることなく，秋の冷気を和らげ，呼吸を平静に保つことが望ましいと説いています．

(4) 冬の養生

「冬3か月を閉蔵という．だから河の水は凍り，地面は凍って裂ける．この季節には，陽気をかき乱すことが無いように，夜は早く寝て，朝は遅くまで床にあって，日が昇ってから起きる．精神的には気を静めておき，何かしなければと思う志などふせかくし，ひそかな心持ちで常に満足していなければならない．肉体的には寒さに触れないよう，また身体を暖かく保つようにしなければならない．大汗をかくようなことをしてはならない．」

冬の季節は，諸々のものが門戸を閉ざして閉じこもる季節です．つまり陽気も伏蔵して寒気が支配し，万物が活動を止める季節ですので，人は日光をまって行動し，心を潜めて，外に向かわせることなく，保温に注意し，汗をかくような労働をしてはならないと説いています．

以上が四気調神大論篇に説かれている四時に応じた過ごし方，生活態度，心の持ち方です．極めて日常的なレベルでの過ごし方の原則を示したものです．これらにより生命力を養い，四季の変化に適応した身心を養うことができますが，これらに反した過ごし方をすれば生命力は弱り，病気が発症すると説いています．

2) 生活習慣とこころの養生

『黄帝内経』上古天真論篇には，生活習慣の重要性について，次のように記されています．「余聞く，上古の人は春秋皆な百歳を度りて而も動作衰えず，今時の人は年百に半ばして動作皆衰ふるは，時世異なるか．人将た之を失するか」と，上古と当今の人々の寿命に大きな差があることの原因について黄帝は岐伯に問うています．

それに対して岐伯はつぎのように答えています．「上古の人，其の道を知る者は，陰陽に法り，術数に和し，食飲に節有り，起居に常有り，妄りに作さず．故に能く形と神と倶にして尽き，其の天年を終へ，百歳を度りて乃ち去る．」と答えています．すなわち，天地自然や人間社会の法則・理法（文中では術数に当たる）に順応し，節度ある生活を送ることによって身心の健康を保つことができ，百歳という上寿を全うすることができると，形（養形）と神（養神）の重要性について述べています．

岐伯はさらに酒色に耽溺し，嗜欲をほしいままにして快楽を追い求め，節度を

失った生活をおくると，長寿を得ることができないと，続けています．今日のライフスタイル，生活習慣の重要性を指摘したものです．また，「恬淡虚無なれば真気之に従ひ，精神内に守る．病安よりか来らん．」と記し，生活習慣に加えて精神の在り方についても述べています．

3)『黄帝内経』の基本的な養生論

　以上を要約すると，『黄帝内経』の養生論は，大きく二つからなっています．一つは「四気調神大論篇」にみる天地自然と順応した生活習慣と心の持ち方による養生であり，もう一つは「上古天真論篇」にみる日常の「生活習慣」と「恬淡虚無」といった精神の在り方による養生です．

　この構成は，古代中国で形成された養生の基本形である「養形」と「養神」で，『黄帝内経』の養生論も，それらを基本としたものと言えましょう．この視点は，現代の生活習慣病及び心の病の増加といった現状を鑑みるに極めて示唆的です．これらの養生の仕方は，「健康」になるための方法というよりは，「生命力」を養うことにより病気にならない"からだ"づくりと精神の在り方を説いたものです．

2.『養生訓』にみる養生
1)『養生訓』の思想

　『養生訓』は貝原益軒（1630-1714）によって著され，正徳3年（1713）に刊行されました．本書は，全8巻からなっており，今も多くの人々に読まれているロングベストセラーです．なぜ，江戸期の養生本が今も読み継がれているのか，その理由について立川昭二（1927-2017）は，長寿の健康法を説いたのではなく，人生を楽しむために，己の人生を全うするために健康長寿が必要であることを説いたからであると指摘しています．そして立川は『養生訓』は，(1) いのちへの畏敬，(2) 楽しみの人生，(3) 気の思想，(4) 自然治癒力の信頼の4つの思想から構成されていると述べています．ここでは立川が指摘した『養生訓』の4つの思想の要点について紹介するとともに，一部『楽訓』についてもふれます．

(1)"いのちへの畏敬"

　益軒は，「身をたもち，生を養ふに，一字の至れる要訣あり」とし，「其一字なんぞや．畏の字是なり」，「是畏るゝは，慎みにおもむく初なり．畏るれば，つゝしみ

生ず．畏れざれば，つゝしみなし」と記し，「常に慎みあれば，自然に病なし」「つつしみおそれて保養すれば，かえって長生する」と記しています．

　益軒のいう「畏れ」とは，天道への畏れであり，畏れることにおいて人慾を慎むことができると説いています．天道とは，太陽，おひさまを神格化した用語で，自然界全体，宇宙全体を支配する大いなるものを指します．今も天道様（おてんとうさま）と敬い親しまれています．いわば自然界の命を育む大いなるものへの畏敬であり，大いなるものへの感謝ということになります．大いなるものに慎み畏れることは，生かされた命を大切にすることに繋がります．ひいては元気に長寿を得ることに繋がります．

(2) "生を楽しむ"*

　養生は，いたずらに長生きするためのものではなく，人生を楽しむためのものであると益軒はいい，「およそ人の楽しむべき事三あり．一には身に道を行い，ひが事なくして善をたのしむにあり．二には身にやまいなくして，快く楽しむにあり．三には命ながくして，久くたのしむにあり．」と三つの楽しむことを挙げています．益軒のいう楽しむこととは，享楽的なものではなく，真の楽しみを意味し，それは「身に道を行い，ひが事なくして善をたのしむにあり」としています．すなわち真の楽しみは，「仁の心を保ち，温和・慈愛を心がける」こと，「他人には愛情深く，人をあわれみ，また恵み，善を行う」（『楽訓』による）ことであると述べています．このことは，今日的には"人に寄り添う"ということと通底します

　そして「つねに道を以て欲を制して楽を失なふべからず．楽を失なはざるは養生の本也」と説いて，楽しむことは「人の心の内に生まれ付きたる楽」（『楽訓』による）として人の本性と位置づけています．人の心の内にある生を楽しむ本性にそって真の楽しみを楽しむ人生が養生の道としています．その楽しみを助長することとして，自然の移ろいを楽しむこと，読書や旅を楽しむこと，人と共に楽しむこと，

（メモ）　**貝原益軒のいう「楽しむ」とは**

　益軒のいう楽しむとは，それは享楽的なものではなく，真の楽しみを意味する．『楽訓』に「身に道を行い，ひが事なくして善をたのしむにあり」と記されている．すなわち真の楽しみは「仁の心を保ち，温和・慈愛を心がける」こと，「他人には愛情深く，人をあわれみ，また恵み，善を行う」ことであるという．このことについて童門冬二は，自著の『新訳楽訓－人生を楽しく生きる知恵』（PHP研究所，東京，2010）の中で楽しむとは，「恕の精神」（『論語』）と「忍びざるの心」（『孟子』）をもって生きることと記している．益軒は「恕の精神」，「忍びざるの心」は「人の心の内に生れ付たる楽」であるとし，人としての道に生きることが真の楽しみであると記した．

などを挙げています.

(3)「気の思想」

　『黄帝内経』は気（氣）の医学と言われているように,『養生訓』も気の医学の考え方を根底としています.「百病は皆気より生ず. 病とは気をやむ也. 故に養生の道は気を調るにあり. 調ふるは気を和らぎ, 平にする也. 凡気を養うの道は, 気をへらさぐると, ふさがざるにあり. 気を和らげ, 平らにすれば, 此二つのうれいなし」として, 気の病理と予防を説いています. とかく人は「気を養う事はすくなく, 気をそこなう事は常に多し」とし, その上で養生の道は気を養うことにあると記しています.「気をへらす」とは, 心配し, 悩むこと, など,「気をふさぐ」とは, 怒りや抑うつなどを指します. つまり精神的ストレスケアの重要性を指摘しています.

(4) 自然治癒力の信頼

　このように『養生訓』では気を調え, めぐらすことの重要性を説いています. その根底には自然治癒力への限りない信頼がみてとれます.「保養をよく慎み, 薬を用ひずして, 病のおのずから癒ゆるをまつべし」と述べ,「薬のまずして, おのずからいゆる病多い. 是をしらで, みだりに薬を用て, 薬にあてられて病をまし, 食をさまたげ, 久しくいゑずして, 死にいたるも亦多し.」と薬の害を説いています. ここで益軒が強調したかったことは薬の害を説くことではなく, 自然治癒力の重要性を知って, その力を尊重して欲しかったのではないかと思われます.

　益軒は, ある範囲内では自然治癒力にまかせ, 自然の経過に逆らってまで治療をやりすぎてはいけないと諭し, 自然治癒力を高め, 維持するには気をへらさず, 気をふさがず, いつも気をめぐらすことであるとし, そのためには生活習慣や生活態度, 心の平安が重要であると説いています. ここに精神神経内分泌免疫学の視点が読み取れます.

2）日常生活における養生

　気を充実させるためには生活習慣や生活態度が肝要とし, 以下の養生法を勧めています. 具体的な養生法のすべては, 現代医学からみて必ずしも適切でないこともありますが, 多くは有意義なものであり, エビデンスに叶うものです. ここでは現在でも重要だと思われる養生法について簡単に紹介します.

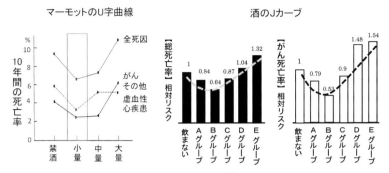

図 4-2　マーモットの U 字曲線と酒の J カーブ

飲酒については，マーモットの U 字曲線や日本酒の J 曲線に見られるように，微酔程度の飲酒は死亡率を低下させる効果があると報告されている．U 字曲線の図中の飲酒量（1 日の平均純アルコール量）は，小量：9 g 以下，中量：9.1〜34 g，大量：34.1 g を示す．酒の J カーブの図中のグループは，A：時々飲む人，B：週にアルコールとして 1〜149 g 飲む人，C：週にアルコールとして 150〜299 g 飲む人，D：週にアルコールとして 300〜499 g 飲む人，E：週にアルコールとして 500 g 以上飲む人（図のマーモットの U 字曲線は M.G. Marmot,et al：Alcohol and mortality：a U-shaped curve, *Lancet* 1981, 580-583. より作図．酒の J 曲線は S Tsugane, M T Fahey, S Sasaki, S Baba：Alcohol consumption and all-cause and cancer mortality among middle-aged Japanese men：seven-year follow-up of the JPHC study Cohort I. Japan Public Health Center, *Am J Epidemiol.*, 1999；150（11）：1201-7. より作図）

(1) 食養生

　益軒は，「元気は生命の本也．飲食は生命の養也」と捉え，食養生を重視しました．食養生は，古来，医食同源，薬食同源といわれているように養生法として非常に重視されてきました．

　益軒は「酒は微酔にのみ，半酣をかぎりとすべし．食は半飽に食ひて，十分にみつべからず．酒食ともに限を定めて，節にこゆべからず.」と述べ，酒は微酔，ほろ酔いで止め，食事は腹いっぱいになるまで食せず，「よき程に」とることが大切であると説いています．

　飲酒については，古来，酒は百薬の長と言われているように適切な飲酒は良薬になります．マーモットの U 字曲線や酒の J 曲線に見られるように，微酔程度の飲酒は死亡率を低下さる効果があると報告されています（**図 4-2**）．このことを支持するメタアナリシスによる論文もあります．（Holman CD,et al.：Meta-analysis of alcohol and all-cause mortality：a validation of NHMRC recommendations, *Med J Aust.* 1996：164：141-145.）

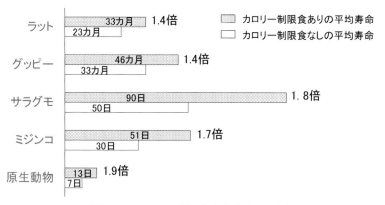

図 4-3　カロリー制限食と寿命との関係

原生動物から哺乳類（ラット）の生物において，カロリー制限食により個体寿命は 1.4～1.9 倍延びる．（図は吉川敏一・編：アンチエイジング医学—その理論と実践．診断と治療社，東京，2006.[9]）より改写引用）

　一方，アルコール飲酒量はゼロが良いとの報告もありますが，例えば虚血性心疾患に対しては少量が死亡リスクを下げるとの報告もあるように，飲酒と死亡リスクとの関係については，結論として飲むなら少量の飲酒（適量とされていた 1 日 20g は少し多く，週 100g を超えない飲酒量）がよいとのことです．

　食事について益軒は，「食は半飽に食ひて，十分にみつべからず」と記しています．古来，「腹八分目に薬いらず，腹六分目に医者いらず」と言い伝えられているように，エネルギー（カロリー）制限をすることにより寿命は延びることが基礎研究で明らかにされています（図 4-3）．

　さらに益軒は，食事は楽しみながら摂ることが大切であると説いています．現代でいう共食行動の有効性です．共食行動の頻度と健康的な食事内容（緑黄野菜や果物などの摂取量が多いこと）の摂取の頻度が相関すること，また共食行動をとることにより精神的な健康度に影響（抑うつ症状やストレス反応・孤独感が低い）を及ぼすことが報告されています．すなわち，食事は黙食ではなく，家族や友人と楽しみながら摂る共食が身心の健康に良いと言うことになります．（會退友美・衛藤久美（2015）．共食行動と健康・栄養状態ならびに食物・栄養素摂取との関連　日本健康教育学会誌，23，279-289．Hammons, A. J., & Fiese, B. H.（2011）. Is frequency of shared family meals related to the nutritional health of children and adolescents? *Pediatrics*, 127, e1565-e1574.）

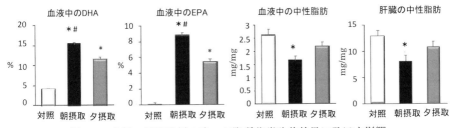

図 4-4　魚油の摂取時刻の違いが脂質代謝改善効果に及ぼす影響
魚油を含む高果糖食の摂取時刻の違いにより脂質代謝（血液中の DHA，EPA，中性脂肪，肝臓の中性脂肪）が異なる．（図は大石勝隆：生活習慣病の予防や改善を目指した時間栄養学，オレオサイエンス，2021，2（4）：121-127．より作図）

　また，大切なことは食事をとる時間帯です．同じものを同じだけ食べても摂る時間帯によっては肥満になります．その原因は「体内時計」によります．**図 4-4** は，魚油を含む高果糖食の摂取時刻の違いにより脂質代謝が異なること示します．（大石勝隆：生活習慣病の予防や改善を目指した時間栄養学，オレオサイエンス，2021,2（4）：121-127．）

　このことから食べる時間も重要な要因であり，時間栄養学に基づいた病気予防が展開されています．

　なお，煙草に関して益軒は，「煙草は性毒あり．煙をふくみて眩ひ倒るゝ事あり．」として禁煙を推奨しています．煙草がリスクファクターであることについては，多くのエビデンスがあり，ここで挙げるまでもありません．

(2) 呼吸と導引

　益軒は，呼吸法と導引を養形（身体的な養生），養神（精神的な養生）の養生法として取り入れました．呼吸法については，「人の身は，気を以って生の源，命の主とす」の考え方のもと，呼吸をとゝのえること，すなわち調息の法の重要性を説きました．

　調息の法とは，呼吸を静かに，そして長く続けると，やがて神気（精神力，気力）定まるという．また，「常の呼吸のいきは，ゆるやかにして，深く丹田に入べし．急なるべからず．」と述べています．臍下丹田とは，臍の下三寸の部を指し，ツボでは関元穴に当たります．

　鍼灸医学では，ここに生命の元（源）が宿っている所とし，重要な部位とみなし

ています．益軒のいう丹田に気を降ろし集めるということは，腹式呼吸を行うことを指しています．

　さらに益軒は，「時々導引して腰腹をなですり，手足をうごかし，労働して血気をめぐらし，飲食を消化せしむべし」とし，導引と按摩の効能を挙げています．導引とは運動法のことで，按摩と合わせて導引按蹻といいます．

(3) 精神の健康

　益軒は，養神（精神的な養生）を非常に重視しました．いまでいうメンタルヘルスです．「七情は喜怒哀楽愛悪慾也．医家にては，喜怒憂思悲恐驚と云．又，六感あり，耳目口鼻身意の慾也．七情の内，怒と慾との二，尤も徳をやぶり，生をそこなふ．」と述べ，怒りと慾が身心の健康を損ねる病因であると述べています．そして「七情のよきほどに」することが元気を養う道であると説き，「心しずかにして」「心は楽しむべし，苦しむべからず．」と記しています．

　なお益軒は，人間社会における精神的ストレス（七情の乱れ）について，「人にまじはるに，愛敬の二を心法とす．是簡要のことなり」（『大和俗訓』巻之三）と記しています．益軒のいう愛とは，人間愛の「愛」であり，「敬」とは慎むということです．この愛と敬，愛敬をもって人に接すれば，人間関係によるストレスは生じないと説いています．

　このことについてわが国にストレス学説を紹介し，『養生訓』について解説している杉靖三郎（1906-2002）は，人間関係によるストレスを生じさせない有効な方法をエピソードとして次のように記しています．それは，杉がカナダのハンス・セリエ博士を尋ねた時のことで，杉がハンス・セリエ博士（1907-1982）に「現代人をストレスから救う良い方法はないでしょうか」と質問したところ，セリエ博士は「その原理は，東洋にありますよ．それはプリンシプル・オブ・グラティテュード（principle of gratitude：感謝の原理）です．」と答えられたというエピソードです．

　ストレスには，善玉ストレス（eustress）と悪玉ストレス（distress）があります．感謝の念は，悪玉ストレスを善玉ストレスに変換する装置と言えましょう．このことをストレス認知モデルから捉えるとすれば，ストレスは認知の仕方（受け留め方：認知的評価）により善玉にも悪玉にもなりますので，何事にも感謝の念を持って対応することがストレスコーピングにつながります．

参考文献

1) 小曽戸丈夫，浜田善利：意釈黄帝内経素問，第4版．築地書館，東京，1973
2) 南京中医学院医経教研組編者・石田秀実：監訳，島田隆司ら・翻訳：現代語訳黄帝内経素問上巻．東洋医学術出版，，市川市，2000年，第1版，第5刷．
3) 立川昭二：養生訓に学ぶ．PHP新書，PHP研究所，東京，2001．
4) 立川昭二：養生訓の世界，NHK人間講座，日本放送出版協会，東京，2001．
5) 松宮光伸・訳註：口語養生訓．貝原益軒原書，日本評論社，東京，2002．
6) 平野繁生：上手に生きる養生訓．日本実業出版社，東京，2003．
7) 童門冬二：新訳楽訓―人生を楽しく生きる知恵．PHP研究所，2010．
8) M.G. Marmot,et al：Alcohol and mortality：a U-shaped curve, *Lancet*, 1981, 580-583.
9) S Tsugane, M T Fahey, S Sasaki, S Baba：Alcohol consumption and all-cause and cancer mortality among middle-aged Japanese men：seven-year follow-up of the JPHC study Cohort I. Japan Public Health Center. *Am J Epidemiol.*, 1999；150（11）：1201-7.
10) Holman CD, et al.：Meta-analysis of alcohol and all-cause mortality：a validation of NHMRC recommendations. *Med J Aust*. 1996；164：141-145.
11) 吉川敏一・編：アンチエイジング医学―その理論と実践．診断と治療社，東京，2006．
12) 曾退友美・衛藤久美：共食行動と健康・栄養状態ならびに食物・栄養素摂取との関連．日本健康教育学会誌，（2015），23，279-289.
13) Hammons, A. J., & Fiese, B. H.：Is frequency of shared family meals related to the nutritional health of children and adolescents? *Pediatrics*, （2011）127, e1565-e1574.
14) 大石勝隆：生活習慣病の予防や改善を目指した時間栄養学．オレオサイエンス，2021，2（4）：121-127.

第3節　未病・未病治と鍼灸医学

　　鍼灸医学では，未病治（未だ病にならざるを治す）を最高の医療行動に位置づけています．しかしながら現在のわが国の鍼灸医療は，已病（すでに病になっている病態で，疾病）に対する治療が中心に行われています．しかし，これからの社会が必要とする医療は，治療医学中心の医療システムではなく，健康維持・増進，予防，未病治の医療が必要ではないかと指摘されています．

　　一方，ヘルスケア産業では，そうしたことを予見し，「未病治」「健康維持増進」をキーワードにITなどによる新しい未病医療を創造し医療分野への参入を図ろうとしています．本節では，そうした社会的動向を見据

え，未病の概念，未病治の意義等について述べ，これからの社会における
鍼灸医療のかたちについて述べます．

1. 未病とは

未病について「未だ病まざる」と記されているだけで，未病の具体的な身心の状
態についての記載はほとんど見当りません．

柴崎保三は已病（疾病状態）の成立過程から捉えて邪がまだ経脈や臓腑に入って
いない病態，つまり明らかな症状が発症する前段階の不快な症状（微症状）と捉え
ました．（柴崎保三・監修：未病を治す医学教科書篇，療源書店，1987.）

丸山敏秋は疾病の発生過程でもっとも重要な意味を持つのは内因（七情の乱れ：
精神的なストレス）であるとし，内因によって体内の気血が不調和に陥った状態，
すなわち客観的な病状が表に現れなくとも種々の不快な自覚症状が発症した状態と
しました．（丸山敏秋：黄帝内経と中国古代医学，東京美術，1988.）

丸山が指摘するように，内因によって気血が不調和になることは，やがて正気が
衰えて外邪の侵襲を受けて外感病に，あるいは臓腑の機能が徐々に落ちて内傷病に
発展することから，未病は已病を発生しやすい状態であると捉えられます．

このように柴崎や丸山が言うように，未病は未だ病まざる状態であり，已病を発

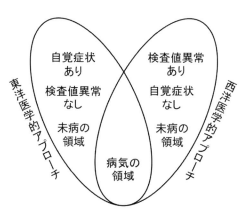

図4-5　東西医学における未病の概念

日本未病学会では，現代西洋医学では「自覚症状はないが検査では異常がある状態」と
「自覚症状はあるが検査では異常がない状態」を合わせて「未病」としている．（図は日本
未病学会のHPの図を改変して作図　https://www.j-mibyou.or.jp/）

生しやすい状態と理解されます.

　一方, 現代西洋医学の未病の捉え方については日本未病学会では, 検査値に異常はあるが自覚症状がない状態（例えば境界型糖尿病など）とし, 東洋医学の未病を自覚症状があるが検査では異常がない状態として西洋医学と東洋医学の未病概念の違いを提示しています（図 4-5）.

2.　未病治とは

　未病を検査値異常の有無, あるいは症状の有無として定義するのではなく, 已病（疾病）になりやすい, 発生しやすい状態として捉えるのであれば, 西洋医学も東洋医学も基本的に同じ概念になります. しかし, 未病治となれば, 必ずしも同じではなく, 目指すところは異なるのではないか考えています.

　鍼灸医学の未病治は, どの臓腑経絡の気血が不調和にあるかを診察し, 該当する臓腑経絡の気血を調えることにより, 身心全体を良い状態に回復させようとします. 一方の現代西洋医学の未病治は, ある疾病の前段階（未病）で介入し, 疾病に進展しないようにすることです. 例えば 2 型糖尿病の未病である境界型糖尿病であれば運動療法と食事療法によりインスリン抵抗性を改善し, 糖代謝を正常化させて 2 型糖尿病に進展しないようにします.

　このように鍼灸医学は臓腑経絡の気血の不調和を調えて, 身心全体の調和を図り, 健康状態に回復することを目指す未病治に対して, 現代西洋医学は境界型糖尿病の例のように疾病ごとの未病治です. 両者のこの違いは, 病気観を含む生体観の差異によるものではないかと考えています. つまり鍼灸医学の生体観は基本的には有機体論的ですから, 有機体としての人体の健康を目指しますが, 現代西洋医学の

（メ　モ）　もう一つの未病治

　『難経七十七難』の未病を現代訳にすると次のようになる.「未病を治すという」ことは, 肝の病を見れば, 肝から脾に病を伝えることを知るべきであり, 前もって脾気を充実させて, 脾が肝の邪を受けることのないようにすべきである. これを「未病を治すという」とし, 五臓の伝変による病変を未然に防ぐことも未病治としている. この内容を現代西洋医学に置き換えると, 例えば糖尿病の 3 大合併症として網膜症, 神経障害, 腎症などがあるが, 原疾患である糖尿病の治療を早期にしっかりとすることによって合併症を未然に防ぐことができる. つまり合併症を引き起こさないように早期に治療することが現代西洋医学のもう一つの未病治となる.（糖尿病の合併症は, 正確には続発症であることから, 続発症と表記すべきであるとの指摘がある）

それは要素的・分析的ですから未病状態を呈する病態の改善を目指します.

3. 古典にみる未病治と鍼灸医学

　中国医学の聖典である『黄帝内経素問』四気調神大論には,「是の故に聖人は已病を治せずして,未病を治す.已乱を治せずして,未乱を治すとは,此れを謂うなり.夫れ病已になりて後にこれを薬し,乱已になりて後にこれを治するは,譬うれば猶渇して井を穿ち,鬪して錐(武器のこと)を鋳るがごとし,亦た晩からずや」と記されています.このように未病治の重要性について,喉が渇いてから井戸を掘るようなことであり,あるいは戦いが始まってから鏃を作るようなことでは間に合わないから,その前に対処することが重要であるとの例えをもって説明し,微かな徴候を見て病気の進展を察知し,未然に已病(病気)にならないように治療することができる医師(「見微知者」)を「聖人」「上工」,つまり名医としました.

　未病治については,『黄帝内経素問』四気調神大論のほかにも『黄帝内経霊枢』順逆篇に「上工治未病,不治已病」(上工は未だ病まざるを治し,已に病みたるは治さず),『難経』七十七難に「上工は未病を治す.中工は已病を治す」,孫思邈の『千金方』巻一「診候」に「上医医国,中医医民,下医医病」(上医は国をいやし,中医は人をいやし,下医は病をいやす)と記されています.

　以上のように古代中国では,未病治を最高の医療行動目標としたのです.已病(病気)に対する治療はもちろん必要ですが,当時の医療レベルから考えて病気を治することは相当に困難であったと想定されます.しかし,已病になる前の状態(未病)であれば,比較的容易に治すことができたのではないかと考えられます.

　鍼灸療法は非薬物療法であることから,漢方のように生薬の薬理的効果をたのみにすることはできず,内在性の治癒機転,すなわち自然治癒力を賦活して治療することになります.当然ながら自然治癒力は,万能ではなく,限界があります.したがって,自然治癒力の効果が及ぶ未病の治療を重視したものと考えられます.

4. 健康維持・増進と予防,そして未病治

　現代西洋医学の予防とは,予防接種に象徴されるように,特定の疾病に罹らないようにすることです.例えばインフルエンザやCOVID-19(新型コロナウイルス感染症)に感染しないように手洗い・うがいをしっかりと行い,ワクチン接種をす

る. また本態性高血圧症の予防には減塩食と適度な運動を, 2 型糖尿病の予防には
カロリー制限と適度な運動など, それぞれの疾病に応じた予防が行われます.

　一方, 東洋医学の予防は, あらゆる病気にかからないように健康維持・増進を図
ることです. すなわち病気にならない体づくりです. その手法が, 養生です.

　未病と未病治については, 現代西洋医学の未病は, 境界型糖尿病や高値高血圧な
どのように疾病に移行する前段階の状態 (検査でチェック) を指し, この段階で介
入して健康状態に戻すことが未病治です. その場合は, 個々の疾患の未病に応じた
介入を行います.

　東洋医学にも少ないながら疾病に相当する病気があります. 弁病 (病名のある疾
病) といい, その場合の未病および未病治は, 基本的には現代西洋医学と同様であ
り, 両者には大きな相違はみられません.

　しかし, 東洋医学はほとんど症候 (症状) が中心ですので, 未病と未病治は現代
西洋医学とは大きく異なります. 東洋医学の未病は, 身心の変調を起こしやすい状
態 (気血の変調) を指し, 個別の疾患の未病を指すものではありません. したがっ
て, 身心にわたる微細な変化を捉え (「見微知者」), 未病治 (主として気血の調和)
を行い, 身心全体が健康になるようにします.

　いずれにしても現代西洋医学の予防と未病治は, 個々の疾患や病態に応じて行わ
れますので, 予防法, 未病治の方法は個別的であるのに対して, 東洋医学のそれは
あらゆる病気にかからないように健康維持・増進を図ることであり, 未病に対して
は身心全体の調和を図ることにより健康状態へ復するようにします.

参考文献
1) 柴崎保三・監修:未病を治す医学教科書篇. 燎源書店, 東京, 1987.
2) 丸山敏秋:黄帝内経と中国古代医学―その形成と思想的背景および特質. 東京美術,
　東京, 1988.
3) 丸山敏秋:鍼灸古典入門―. 思文閣出版, 東京, 1988.
4) 小曽戸丈夫, 浜田善利:意釈黄帝内経素問. 築地書館, 東京 1971.
5) 南京中医学院医経教研組・編者, 石田秀実・監訳:島田隆司ら翻訳:現代語訳黄帝内
　経素問上巻. 東洋医学術出版, 市川市, 2000 年 .
6) 矢野　忠:21 世紀の医療を求めて―未病治への挑戦. 全日本鍼灸学会雑誌, 1996;
　46 (3):26-32.
7) 島田隆司:二十一世紀の鍼灸医学/疾病の医学から健康の医学へ―未病を治すとは.
　全日本鍼灸学会雑誌, 1996;46 (3):33-38.

8）丹澤章八，濃沼信夫，丁　宗鐵，福生吉裕，矢野　忠：未病をめぐる対話―予防医学における鍼灸医学の意味論―．全日本鍼灸学会雑誌，2001；51（5）：581-584．

9）浦山久嗣，戸ヶ崎正男，鳥谷部創治，石原克己：「未病治」の過去・現在・そしてこれから．全日本鍼灸学会雑誌，2011；61（4）：392-410．

10）福生吉裕：医療システムと未病．日本未病システム学会雑誌，2002；8（1）：75-77．

11）加藤豊広：予防医学的文脈で用いられる『未病』概念の東洋医学的研究．日本保健医療行動科学会年俸，2004；19：253-260．

第4節　ヘルスケア・ウェルネス・ウェルビーイングと医療

　　近年，ヘルスケア産業は成長産業の有力な分野として捉えられ，そのマーケットは極めて大きくなることが予測されています．それだけに様ざまな分野からヘルスケアへのアプローチがさかんであり，IT，AI などによるヘルスケア・イノベーションが活発に行われています．

　　その目指すところは，「日常生活の中で自然と予防ができる社会の実現」です．そのために（1）意識せずにすべての生体トレンドの把握・心の見える化を実現すること，（2）身心の不調を予測し，最適な選択肢を提示することに関する技術革新が進められています．すなわちヘルスケア分野は，医療関係者の独占ではなく，それ以外の様ざまな分野の人たちにより展開されることになります．しかもヘルスケアを基盤として，より高次なウェルネス，ウェルビーイングへの志向に向けて展開されます．本節では，このような潮流を踏まえ，鍼灸医学および鍼灸師の目指す方向について述べます．

1. ヘルスケア，ウェルネス，ウェルビーイング

　日本ヘルスケア学会は，「ヘルスケアとは，自らの『生きる力』を引き上げ，病気や身心の不調からの『自由』を実現するために，各産業が横断的にその実現に向け支援し，新しい価値を創造すること，またはそのための諸活動をいう．」と定義しています．これまではヘルスケアは医療・健康分野に限定されていましたが，この定義ではその枠を越えて幅広い分野に関係するものとしてしています．

　一方，ウェルネス（wellness）ですが，ハルバート・ダンは「健康を基盤として，より生き生きとした輝かしい人生を志向する姿勢・取り組みを内包した概念である」とし，「よりよく生きようとする生活態度」により「輝くように生き生きと

している状態」と定義しました.

　健康については，WHO の定義（肉体的，精神的及び社会的に完全に良好な状態であり，単に疾病又は病弱の存在しないことではない）が代表的ですが，ウェルネスはこの健康の定義に加えて健康を目指す行動や取り組み自体も含んだものとされています.

　ウェルネスとよく似た用語にウェルビーイング（well being）があります. ウェルビーイングとは，身心と社会的な健康を意味する概念です. 明確な定義はありませんが，周囲との良好な関係性や仕事に対する満足感，さらには生活の充実といったことを指します. つまり社会的に良好であり，幸せな状態が持続していることを意味します. その意味においてウェルビーイングはウェルネスを含むことになります.

　以上をまとめますと，これからの医療はヘルスケアを基盤としてウェルネス，さらにはウェルビーイングを目指すことがより望ましいということになります.

2. ヘルスケアのゆくえ

1) これからの社会をみすえて

　社会における鍼灸医療の役割を考えるとき，これからの社会はどのように変わっていくのかを見据える必要があります. 医療は社会に貢献することが使命であることから，社会が必要とする，社会から必要とされる医療として発展しなければなりません.

　社会は様ざまな要因で変化しますが，中でも大きな要因は人口構造の変容です. わが国は世界有数の長寿国で 2020 年の平均寿命をみると女性は 87.74 歳（世界 1 位），男性は 81.64 歳（世界 3 位），2021 年の高齢化率は 29.1% です（2060 年の男性平均寿命 84.19 歳，女性平均寿命 90.93 歳，高齢化率 38.4% と推定）.

　このように世界最速で超高齢社会に突入し，高齢化率は年々上昇しています. しかも少子化が進み，人口減少社会を迎えています. 人口減少が進めば当然ながら生

メ モ　生産年齢人口減少時代

　わが国の生産年齢人口は 1990 年代をピークに減少の一途を辿っており，2030 年には 2010 年比で約 1,300 万人が減少し，2050 年には 2010 年比で約 3,100 万人が減少すると推定. 生産年齢人口の減少は，わが国の潜在成長率を押し下げ，持続的経済成長に大きな影響を与えることが懸念されている.

表4-1　代替（自動化）されやすい職業とされにくい職業

代替(自動化)されやすい職業		代替(自動化)されにくい職業	
職業名	自動化が可能になる確率(%)	職業名	自動化が可能になる確率(%)
電車運転士	99.8	精神科医	0.1
経理事務員	99.8	国際協力専門家	0.1
検針員	99.7	作業療法士	0.1
一般事務員	99.7	言語聴覚士	0.1
包装作業員	99.7	産業カウンセラー	0.2
路線バス運転者	99.7	外科医	0.2
積卸作業員	99.7	はり師・きゅう師	0.2
梱包工	99.7	盲・ろう・養護学校教員	0.2
レジ係	99.7	メイクアップアーチスト	0.2
製本作業員	99.7	小児科医	0.2
郵便外務員	99.5	ゲームクリエーター	0.2
学校事務員	99.5	中学校教員	0.2

野村総合研究所と英国オックスフォード大学の研究者は，601種の職種について分析し，代替可能性の高い労働人口の割合を日本では49％，アメリカでは47％であると推計した．（表は，朝日新聞，2020年の12月26日の朝刊を参照に作表）

産労働者人口も減少し，国力低下に繋がるだけに状況は深刻です．

　そのように人口構造の変容が進めば，それに伴い産業構造も変化します．その予測に立ってIT（Information Technology，情報技術）やAI（Artificial Intelligence，人工知能）などによる作業の効率化が進められており，第4次産業革命が起こりつつあります．

　第4次産業革命とは，IOT（Internet of Things，モノのインターネット）やAIを用いることで生じる製造業の革新のことです．このことにより多くの職種が人工知能やロボット等で置き換えられます．野村総合研究所と英国オックスフォード大学のマイケル・オズボーン准教授，カール・ベネディクト・フレイ博士による601種の職種についての分析では，代替可能性の高い労働人口の割合は日本では49％，アメリカでは47％であることが推計されたと報告されています．

　では，どのような職種がAIやロボットに代替（自動化）されやすいのかについて表4-1に示すように，電車運転士やバス運転者，事務職などは代替されやすく，

医師をはじめとする医療職，教員などの人を対象とする職業は代替されにくいことが示されています．なお，はり師，きゅう師は代替される確率が0.2％で低いことから，ロボットなどに置き換えられることなはく，これからも必要とされる職業であると思われます．

このようにIT化が進む未来の社会は大きく変わります．その社会をSociety5の「新しい社会」と国は提示しています．Society5とは，サイバー空間（仮想空間）とフィジカル空間（現実空間）を高度に融合させたシステムにより，経済発展と社会的課題の解決を両立する人間中心の社会（Society）と説明されています（内閣府HPを参照．https://www8.cao.go.jp/cstp/society5_0/）.

これまで人間の社会は，狩猟社会（Society1.0）から始まり，農耕社会（Society2.0），工業社会（Society3.0），情報社会（Society4.0）を経て，新たな社会としてSociety5.0を目指そうとしています．特にSociety4.0からSociety5.0へと急速に変化する過程において，人間関係や働き方なども変わり，それに伴いストレスが増大することが懸念されます．そうなれば社会との不適合による病態，つまりストレス病やそれに起因するこころの病が増えます．

2) ヘルスケア産業の成長と市場規模の拡大

社会構造の変容が進むなかで，これからどのような分野が成長するのかと言えば，ヘルスケア産業と指摘されています．総務省統計局の「労働力調査」によると2030年には製造業，卸売・小売業を抜いて医療・介護の就業者数がトップになり，日本経済を左右する重要な産業に成長すると予測されています．新たな成長戦略〜「日本再興戦略－JAPAN is BACK」〜戦略市場創造プラン（成長戦略2013）によれば，国内の市場規模は2013年16兆円，2020年26兆円，2030年37兆円と予測されており，経産省では2016年25兆円，2025年33兆円と試算されています．

このようにヘルスケア産業は成長産業として捉えられ，予防や健康管理，生活支援サービスの充実，医療・介護技術の進化などによりマーケットは大きく拡大することが予測されています．

この動向を踏まえ，これからの社会における商品・サービスの潜在的な消費市場規模において成長する分野は何かといえば，ウェルネスと指摘されています（図4-6）．2030年の潜在的需要は15兆円と推定されており，今後，この市場はさらに

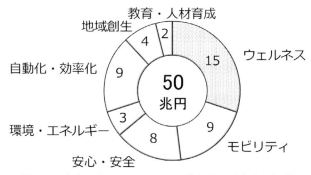

図 4-6　未来の商品・サービスの潜在的な消費市場規模

これからの社会における商品・サービスの潜在的な消費市場規模（2030 年 50 兆円）において成長する分野は何かといえば，ウェルネスと指摘されている．2030 年の潜在的需要は 15 兆円と推定されており，今後，この市場はさらに大きく成長するものと見込まれる．（図は三菱総合研究所：イノベーションで社会を変革するより，改変 2018.）

拡大するものと見込まれています．

　ウェルネスの定義については，米国のハルバート・ダン医師が「輝くように生き生きしている状態」（1961 年）と提唱したのが最初です．琉球大学の荒川雅志による最新の定義は「身体の健康，精神の健康，環境の健康，社会的健康を基盤にして，豊かな人生をデザインしていく，自己実現」（2017 年）が提唱されていますが，ここではハルバート・ダンの「輝くように生き生きしている状態」を採用します．

　ウェルネスは，「元気」や「爽快」を意味する英語「well」で，その基盤となるのが身心の健康です．医療の究極の目標が生き生きとした豊かな人生を送られるようにケアすることであるとすれば，まさにウェルネスの達成，さらにはウェルビーイングが医療の究極的な目標となります．なお，このことについては，貝原益軒（1630-1714）の人生の目的を「楽しみ」としたことと多少通底するところがあります．

　では，人生を楽しむとは何を意味するのかをマズローの欲求 5 段階説に対応させれば，精神的欲求としての自己実現に当たるのではないかと思います．それは「物質的欲求」から「精神的欲求」，つまり「もの」から「こと」への価値の転換であり，今後このことがより強く求められ，そのことがヘルスケア産業の成長を力強く後押しするものと考えられます．

3) 2040年における未来の健康・医療・福祉分野の目指すべき方向

令和元年度内外一体の経済成長戦略構築にかかる国際経済調査事業として実施された調査報告書の「2040年における未来の健康・医療・福祉分野の重点分野について」（三菱UFJリサーチ＆コンサルティング，2020年3月10日）によると，重点研究項目として「2040年までに予防的措置，ウェルネスが生活の主流に」を挙げ，「日常生活の中で自然と予防ができる社会の実現」を目指すことが記されています．

具体的な目標として，

(1)　意識せずにすべての生体トレンドの把握・心の見える化を実現すること

(2)　身心の不調を予測し，最適な選択肢を提示するシュミレーションを実現することを研究し実装すること

としています．

すなわち，医療分野におけるIT，AI，IOTなどの新しい技術を活用し，身心の状態をリアルタイムで把握し，ビッグデータに基づいて，パーソナライズ・ヘルスケアプランを提供する，あるいは不調を予測しパーソナライズ未病治プランを提供したりしてウェルネスレベルを高め，日常生活の中で自然と予防ができる社会の実現を目指そうとするものです．まさにヘルスケア分野におけるDX（Digital Transformation）の推進であり，より高次の健康（ウェルネス，ウェルビーイング）を目指そうとしたものです．

このような方向は，鍼灸医学が掲げてきた健康維持・増進，予防，未病治であり，それらにより「序」で述べたように「感動できるからだ」をIT化により実現しようとするものです．

3. 未来の医療は

ヘルスケア分野のDX（デジタルトランスフォーメーション，Digital Transformation）により未来の医療は，「医療は診断・治療から予防へ，そしてウェルネ

（メモ）　"感動できるからだ"とは

"感動できるからだ"とは，例えばこれまで気づかなかった道端の草花に目がとまり，その美しさに心が潤うといったように，受療者が生きていることの素晴らしさを実感できるからだのこと

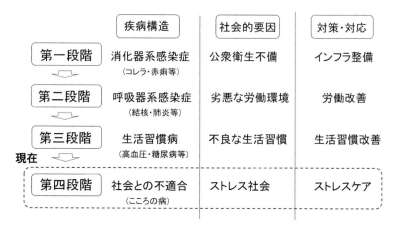

疾病構造	社会的要因	対策・対応
第一段階 消化器系感染症 (コレラ・赤痢等)	公衆衛生不備	インフラ整備
第二段階 呼吸器系感染症 (結核・肺炎等)	劣悪な労働環境	労働改善
第三段階 生活習慣病 (高血圧・糖尿病等)	不良な生活習慣	生活習慣改善
現在 **第四段階** 社会との不適合 (こころの病)	ストレス社会	ストレスケア

図 4-7　疾病構造の変遷

現在の疾病構造の中心は生活習慣病であるが，次代では社会との不適合による疾病との予測がある．ストレス病やうつ病を含めた心の病を指すが，実際にこれらの疾病は徐々に増加している．（図は村上陽一郎：新しい医師・患者関係，日本医学会100周年記念シンポジウム記録集，2002. から作図）

ス」に向って進むことになります．それは「持続可能な健康長寿社会の実現」に向けたものであり，そのためには「新しい医療の可能性をもつ予防医療の推進」を図らなければなりません．つまり「デジタル技術が加速させる新しい予防医療サービスの提供」により，従来の「健康維持・増進」と「未病治」を新しい手法により実践することを意味します．

　そうしたヘルスケアの潮流に対して鍼灸医療がどのような対応を取るのか，また対応できるのかが問われることになります．

　いずれにしてもヘルスケアにおける DX の動向を見据え，予防医療，ウェルネス，ウェルビーイングに向けた IT 化が進む中で鍼灸医療の独自性をどのように打ち出せるかを真剣に検討し，実行に移さなければなりません．何もせず等閑視しているだけでは，早晩立ち行かなくなるであろうと懸念されます．

　ヘルスケアにおける DX が推進される主たる背景要因は，疾病構造の変容であると捉えています．図 4-7 に示すように疾病構造の変遷では，現在は第三段階の生活習慣病が中心をなしていますが，これからは社会との不適合による疾病，すなわち，ストレス病やうつ病を始めとする心の病が疾病構造の中心となり，これらに生活習慣病，高齢疾患が加わることになります．この疾病構造は，しばらくは変わる

ことなく続くことになります.

　生活習慣病，高齢疾患は治らない・治りにくい病態であることから生涯にわたり病気とともに暮らすことになります．心の病は，人そのものが病む病気だけに，その対処が難しい病態です．幸いにこれらの疾病には，いずれも未病段階があることから，予防，未病治が可能です．それだけにその重要性が増してきます.

　しかしながら，現在の医療システムは，単一疾患に対する高度専門医療が中心で，健康を長期間維持したり，慢性疾患を長期間管理したりするようにはできていません．社会疫学の権威者であるハーバード大学のイチロウ・カワチによると，医療の介入が健康に影響を与えている程度は10％と述べています．当然ながら高度専門医療による治療医学中心の医療保障のシステムだけでは，変容する疾病構造に対処できなくなることは明らかであり，健康保障の医療システムが必要です.

　これから必要とされる医療システムは，健康を維持するための医療（予防も含む）であり，未病医療と高齢者の自立支援のケアです．「予防に勝る治療」はなしの観点から言えば，厚労省が日本を2035年までに「健康先進国」（保健医療2035策定委員会）にとのビジョンを掲げたことはとても意義あることです.

　この点については，すでに健康日本21の施策（第一次は2000年度〜2012年度，第二次2013年度〜2023年度，第三次は2024年度から）が展開されています．その第二次の基本的方向は，(1) 健康寿命の延伸と健康格差の縮小，(2) 生活習慣病の発症予防と重症化予防の徹底（NCDsの予防），(3) 社会生活を営むために必要な機能の維持及び向上，(4) 健康を支え，守るための社会環境の整備，(5) 栄養・食生活，身体活動・運動，休養，飲酒，喫煙及び歯・口腔の健康に関する生活習慣及び社会環境の改善の5つです．この成果については，2023年（令和5）最終評価が実施されるとともに，2024年度（令和6）から実施予定の次期国民健康づくり運動プラン（第三次）の検討が開始されています.

（メ　モ）　NCDs の予防

　NCDs（Non-Communicable Disease）とは，非感染性疾患を指す．WHOの定義では，不健康な食事や運動不足，喫煙，過度の飲酒などの原因が共通しており，生活習慣の改善により予防可能な疾患をまとめて「非感染性疾患（NCDs）」としている．具体的にはがん・糖尿病・循環器疾患・呼吸器疾患が含まれる．NCDsの予防として，①たばこを吸わない，②飲酒量を減らす，③健康的な食生活を心掛ける，④適度な運動をする，⑤適正体重を維持するが推奨されている.

　このように国民の健康づくりが進められていますが，残念ながら依然として医療モデル（医療保障・治療医学・病院・患者）が主流を占め，社会モデル（健康保障・予防ケア・地域・生活者）の視点が組み込まれていません．したがって，現状のままでは国民医療費および介護費，年金を含めた社会保障費の増加に歯止めがききません．それだけにこれからは「健康」「予防」「未病治」を推進し，健康先進国として立国することこそが未来の医療のかたちではないでしょうか．

　第二次の健康日本21の基本的方向に示されているように，健康寿命の延伸とQOL向上によりウェルネスを高めることが，結果として就業者の増加，医療費の削減，税収の増加に繋がります．そしてウェルビーイングが展望できるようになります．

　鍼灸医療は，市井の人々に対して健康維持・増進，病気予防，未病治，不快症状の軽減によるQOL向上をはかってきました．このことから言えば鍼灸医療は社会モデルの医療と言えましょう．

　今，新たな観点による新しい手法で予防医療，未病医療が展開されようとしています．そして，社会モデルをベースとした医療（統合医療）が展開されようとしています．このような動向を見据え，鍼灸医療の新たなかたち，進むべき道を再考すべき時期にきているのではないでしょうか．

参考文献

1) 野村総合研究所：日本の労働人口の49％が人口知能やロボット等で代替可能に―601の職種ごとに，コンピュータ技術による代替確立を試算．ニュースリリース，2015．
2) ウェルネスとは：国立大学法人琉球大学ウェルネス研究分野のHPより，https://health-tourism.skr.u-ryukyu.ac.jp/wellness/
3) 松宮光伸・訳註：口語養生訓．貝原益軒原書，日本評論社，東京，2002．
4) 童門冬二：新訳楽訓―人生を楽しく生きる知恵．PHP研究所，2010．
5) 村上陽一郎：新しい医師・患者関係．日本医学会100周年記念シンポジウム記録集，2002．
6) 福原俊一（編集代表）：医療レジリエンス：医学アカデミアの社会的責任．医学書院，東京，2015．

第5節　鍼灸医学の未来像　　　　　　　　　　　◇　◇　◇

　　　身心の健康維持・増進，予防，未病治は，医療に関わる人達だけで達成
　　できるものではありません．人々が日々の生活の中でそれらに取組むこと
　　が必要です．
　　　とかく健康維持・増進，予防については，生物学的な観点からの取組み
　　が強調されがちですが，健康の概念にみられるように，身体的，精神的，
　　社会的観点から捉えることが必要です．また，近年のウェルネス，ウェル
　　ビーイングへの志向を踏まえると，人々の価値観や充実感，満足感，幸福
　　感などの主観性を大切にしなければなりません．さらにソーシャル・キャ
　　ピタルにみられるように，人との交流，社会参加の力が評価されるように
　　なってきました．このことから健康に関しては，客観的な指標に加えて主
　　観的な指標による評価が重視されるようになってきます．
　　　本節ではこのような動向を見据えて，鍼灸医療の未来像として市井の施
　　術所の役割，施術者の役割と活動について述べます．

1.　主観的健康感の意義と鍼灸医学

　主観的健康感（self-rated health, subjective health）は，医学的な健康状態では
なく，自らの健康状態を主観的に評価する指標であり，死亡率や有病率等の客観的
指標では表せない全体的な健康状態を捉える健康指標です．そのために必ずしも医
学的な健康状態と一致したものではありません．

　近年，自身の健康状況を自らが評価する指標として，この主観的健康感がよく用
いられます．その背景には，生活様式や価値観の多様化した現代社会において，身
体的側面の客観的指標だけで健康状態を把握することに限界があるとし，精神的，
社会的要因，さらには生き方など本人の主観性を重視することが求められてきたこ
とによります．（三徳和子：わが国在宅高齢者の主観的健康感，クオリティーケア，東京，
2008.）

　主観的健康感の評価は「普段自分の健康状態をどのように感じているか」の質問
に対して，「とても健康である」「まあまあ健康である」「あまり健康でない」「健康
でない」の4件法で，包括的な指標です．血液生化学的な客観的評価は一時点での

評価に対して，主観的健康感は普段（あるいは以前）と比べて「良いか」「悪いか」の2時点の変化を示しますので，将来の健康予測の指標になります．そういったことから生存率，生命予後，死亡リスク，死亡率などとの関連で示されることが多いのです．

佐藤らは，鍼灸治療の身心に及ぼす効果として主観的健康感を高めるのではないかと考え，主観的健康感に及ぼす効果について検討しました．その結果，主観的健康因子の主要な関連因子である疲労・睡眠・便通・痛み・食事・ストレス・人間関係が鍼灸治療により改善されることが示されたことから，鍼灸治療には主観的健康感を高める効果があることが示唆されました．（佐藤万代，山崎翼，矢野忠：主観的健康感を構成する因子とそれに与える鍼灸治療の影響について，日本未病システム学会雑誌，2011；16（2），217-227.）

鍼灸療法は東洋医学系物理療法であることから身体的アプローチによる治療ですが，身体と精神の双方に作用し，それが一体となって様ざまな生体反応を引き起こして効果を発現させると想定されています．特に治療により心地よい体感を実感することにより，主観的健康感はより高まるものと考えられます．

主観的健康感は将来の健康予測の重要な指標です．かつて主観的評価は，客観的で科学的でないと否定的に捉えられてきましたが，現在は適切な評価指標として重視されています．このことを支持する論文はたくさん報告されています．ここではその一つを紹介します．

60歳以上の高齢者19,636人を対象に主観的健康感と累積死亡率について，生存モデルの一種である比例ハザードモデルを用いて800日間，追跡調査した報告をみると，男女とも主観的健康感が，「健康でない」と回答した者の死亡リスクは，それより肯定的な回答をした者より高かったこと，つまり主観的健康感の悪い人の死亡リスクは高いということが分かったと報告されています（**図4-8**）．このように主観的健康感は包括的であるだけに，将来の健康予測の指標になりえるのです．

また東京都健康長寿医療センター（元東京都老人総合研究所）の百歳老人（センテナリアン）の研究（東京都老人総合研究所・編：健康長寿をめざして，東京化学同人，1994）に見られるように，70歳代，80歳代の高齢者に比して百歳老人の主観的健康感は高く，不安感情は低いことが報告されています．

これらの報告を踏まえると，主観的健康感をどのように高めるかが，ウェルネス

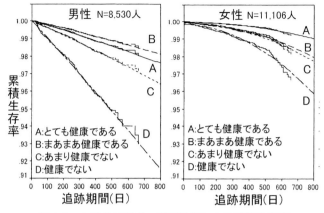

図4-8　主観的健康感の評定段階による累積生存率

800日間，追跡調査した60歳以上の高齢者19,636人の，主観的健康感と累積死亡率の結
果を示す．男女とも主観的健康感が，「健康でない」と回答した者の死亡リスクは，肯定
的な回答をした者より高かった．（図は岡戸順一，他：主観的健康感が高齢者の生命予後に及
ぼす影響，日健教誌2003：11（1）：31-3．より改写引用）

の向上に繋がる可能性があることから，主観的健康感を高める施策や取組み，効果
的な療法等の開発は重要な課題です．その課題解決への取組みの一つがソーシャ
ル・キャピタルであり，社会参加による人との交流を企画・実施することではない
かと考えています．

2. ソーシャル・キャピタルと施術所

　図4-9に示されているように健康は，個人固有の因子，ライフスタイル，人間関
係，社会経済的因子が重層的に関係していると近藤克則は提唱しています．これら
の因子のなかで，「人間関係」がソーシャル・キャピタルと関わります．

　ソーシャル・キャピタルは，物的資本，人的資本，社会資本などと並ぶ概念とし
て新しく提唱されもので，「社会関係資本」「人間関係資本」と訳されています．こ
の概念は，ロバート・パットナム教授らによって提唱されたもので，イタリア社会
の研究より導かれたものです．その定義は「人々の協調行動を活発にすることに
よって社会の効率性を高めることのできる，信頼・規範・ネットワークといった社
会組織」が重要な資源になりえるとするものです．つまり「人と人とのつながり」
「人との交流」により，社会の効率を高めることができるということです．

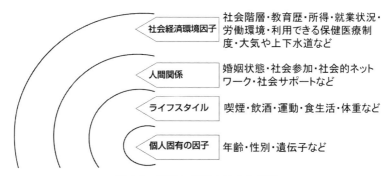

図4-9　健康に影響する主な因子

特定の病因で健康障害や病気が発症するよりは，ライフスタイル，人間関係，社会経済的因子が絡み合って発症する病態が増えている．（図は近藤克則：健康格差社会－何が心と健康を蝕むのか，医学書院，東京，2006.より改写引用）

　「人との交流」の力について，ハーバード公衆衛生大学院のイチロウ・カワチは，友達を訪問したり，ディ・ケアや老人ホームの活動に関わるお年寄りは，家に閉じこもりがちなお年寄りよりも，体の機能を長く保ったり，認知症になりにくいということを自著[7] の中で紹介しています．また，人とのつながりが認知症の発症リスクを軽減させることについて，国立長寿医療研究センターの研究（**図4-10**）があります．

　この研究は，人との支援や交流，地域への参加や就労などの社会とのつながりが認知症の発症リスクに影響するかについて65歳以上13,984名を対象に約10年間の追跡データを解析したもので，「配偶者がいる」「同居家族と支援のやりとりがある」「友人との交流がある」「地域のグループ活動に参加している」「何らかの就労をしている」の5つのつながりがある人は，ゼロか1つだけの人と比べて認知症発症リスクが46％低いことが明らかにされました（**図4-10**）．しかも特定のつながり

（メモ）　**IADL と ADL の違い**

　IADL（手段的日常生活動作：Instrumental Activities of Daily Living）は，ADL（日常生活動作：Activities of Daily Living）の基本的動作よりも電話応対，買い物，食事の準備，家事，洗濯などの判断力が求められる複雑な動作まで包括していることから自立度の評価として使用される．IADL の評価として，Lawton の「手段的日常生活動作（IADL）尺度」がある．この評価票の評価項目は，電話使用，買い物，食事準備，家屋維持，洗濯，乗り物利用，服薬，家計管理である．

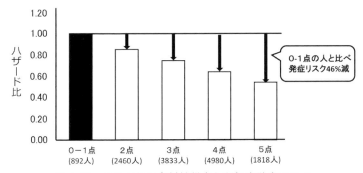

図 4-10　つながりの多様性得点と認知症発症リスク

人との支援や交流，地域への参加や就労など，社会とのつながりと認知症の発症リスクに
ついて 65 歳以上 13,984 名を対象に約 10 年間の追跡データを解析したもので，「配偶者が
いる」「同居家族と支援のやりとりがある」「友人との交流がある」「地域のグループ活動
に参加している」「何らかの就労をしている」の 5 つのつながりがある人は，ゼロか 1 つ
だけの人と比べて認知症発症リスクが 46％低いことが明らかにされた.

（図は Saito, T. et al.：Influence of social relationship domains and their combinations on incident
dementia：a prospective cohort study. *J Epidemiol Community Health*, (2018) 72 (1), 7-12. より
作画）

だけを持つよりも，様ざまなタイプのつながりがある方が認知症発症リスクを低下
させる可能性があると報告されています.

　また近藤克則によると，①スポーツへの参加率が多い市町村では IADL 低下者
の割合が低く，転倒する人も少ない，②趣味の会への参加者が多い町では抑うつの
人が少ない，③グループ活動への参加者が多い町では認知症リスクは低い，④運動
の頻度，スポーツ組織への参加が週 1 回以上の人は要介護認定を受けにくい，こと
を紹介し，社会参加がもう一つの予防として効果を期待できると述べています（図
4-11）.

　近藤が指摘している「もう一つの予防」としての社会参加を施術所がプロデュー
スし，プロモートすることにより地域共生社会を築き，健康町づくりを推進するこ
とが次世代型の施術所であり，施術者の役割であることを提唱したい（図 4-11）.

　このように「人との交流」「社会参加」の力は，私たちが考えている以上に効果
的です.この力を開業鍼灸師として積極的に活用することが，市井で開業している
鍼灸師の役割であり，そうすることが鍼灸医療の普及・啓発に繋がるものと考えて
います.

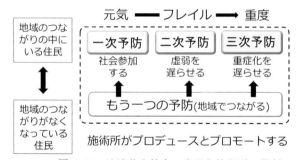

図 4-11　地域共生社会の実現と施術所の役割

（図は，近藤克則：健康格差社会への処方箋，生活福祉研究，2018，95 号 February：4-24．の図をもとに作図）

　例えば，町に住む人々を対象に健康リテラシーを高める活動を通して町の人々の健康度を高める，高齢者にはグループで参加できる企画（スポーツ，趣味の会，お祭りなどの町のイベント等）をプロデュースするなどです．

　今も多くの施術所は，受療者が来院するのを待っているスタイルですが，これからは施術者が町の中へ出かけ，住民と交流するスタイルを取り入れた施術所へと転換することが必要ではないかと考えています．一施術所での活動が困難であれば，同じ地区で開業している施術所が一緒になって活動することもできます．

　町に住む人々との交流を通して健康町づくりのムーブメントをおこすことが社会モデルとしての鍼灸医療の使命であり，鍼灸師の役割ではないでしょうか．個々の生活者には養生（「養形」「養神」）への取組みを通してウェルネス，ウェルビーイングへの志向を喚起し，町に住む人々には社会参加を，高齢者にはポピュレーションアプローチ（population approach）を通して自立した生活ができるように支援するとともに aging in place ができる町づくりへの意識を喚起する，このことが施術所，施術者に求められているのではないでしょうか．

（**メ　モ**）　ポピュレーションアプローチと aging in place とは

　1）ポピレーションアプローチ：集団全体を対象として働きかけを行い，集団全体のリスクを下げる取組みの方法のことで，高齢者に対しては「フレイル予防のポピュレーションアプローチに関する声明と提言」をフレイル予防啓発に関する有識者委員会が2020 年 12 月に行っている．

　2）aging in place：高齢者が歳をとって身体的，精神的に衰えても，住み慣れた場所・環境や住まいで，自分らしく長く暮らすという意味

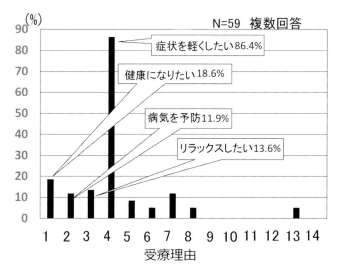

図 4-12　鍼灸医療の受療理由（2020 年調査）

鍼灸医療の受療理由で最も多かったのは「症状を軽くしたい」で，健康になりたい，リラクゼーション，病気予防等については 20％以下であった．（図は 2020 年度の東洋療法研修試験財団鍼灸等調査研究「鍼灸マッサージ療法の受療の有無とその理由に関する調査研究」の報告書より）

3.「未病を治す」に向けて

　鍼灸医療の現状について調査結果（2020 年度の東洋療法研修試験財団鍼灸等調査研究「鍼灸マッサージ療法の受療の有無とその理由に関する調査研究」の報告書より）をみると，鍼灸治療を受療した人の理由で最も多かったのは「症状を軽くしたい」で，健康になりたい，リラクゼーション，病気予防等については 20％以下でした（図 4-12）．複数回答であったことを踏まえると主たる受療目的は「症状を軽くしたい」という治療目的ということになります．その治療対象は先行研究からみると，慢性的な運動器系症状や疾患に集中しています．

　なぜ，鍼灸医学が「治療」（已病治）にこだわり続けているのか，本来であれば「未病を治す」であったはずですが，現実はそうなっていません．その理由として考えられることは，「医療としての鍼灸医学」を科学的根拠に基づいて確立することを鍼灸界の目標としたために，学会，業団及び教育界が治療医学としての鍼灸医学を展開してきたことによります．

　歴史的にみても江戸期までは日本の正統医学として国民の保健に寄与してきました．しかし，明治以降，鍼灸医学は医学・医療ではなく，営業法による職業として取扱われました．戦後においても変わることなく「医業類似行為」とされ，正規の医学・医療とはみなされませんでした．残念ながらその位置づけは，今も変わることなく続いています．

　このような扱いに対して鍼灸界は，鍼灸は「医業類似行為」ではなく，「医学」「医療」であることを認めてもらうことに必死に取組んできました．そのことが，治療（已病治）へのこだわりとなったのではないかと考えています．

　この姿勢は決して誤りではなく，また否定されるものではありません．現に隣国の中国，韓国などの国では，中医学・中医師，韓医学・韓医師として制度化され，現代西洋医学と同等に扱われています．わが国においても，かつては鍼灸医師の制度化を目指しましたが，制度化されることはなく，医療とは似て非なる「医業類似行為」とされました．

　上述したようにヘルスケアおよび医学・医療の未来は，ウェルネス，ウェルビーイング，予防医学，未病医学であり，それらの実現に向けた取組みが急速に進んでいます．鍼灸医学は，古来，「未病治」を最高の医療行動目標として掲げてきたものの，現在は治療中心の「已病治」です．勿論，治療も大切ですが，それ以上に健康維持・増進と未病治が重要です．非薬物療法である鍼灸医学が最大限に効果を発揮することができるのは未病治です．現在，鍼灸医療が対象としている症状や疾患の多くは慢性病態や慢性疾患，特に運動器症状とその疾患で，症状の改善を主とした対症療法が中心となっています．勿論，対症療法にも一定の意義と価値はありますが，未病治にはかないません．

　しかも，これからは疾病構造が大きく変容します．特定病因論では対処しきれない病態，すなわち人そのものが病む病態（うつ病を始めとする心の病）が増えることが予測されています．このような病態の疾患が，生活習慣病，高齢疾患に加わります．これらは「治りにくい」「治らない」病態であり疾患ですが，いずれも未病の状態があります．したがって，これからの社会が必要とする，社会から必要とされる医療は，健康維持・増進，予防，未病治，そして高齢者の自立を支援するケアの医療です．どのような医療かと言えば，生物心理社会的医療モデルによる医療と全人的医療の要素を兼ね備え，自然治癒力を治効原理とする医療です．

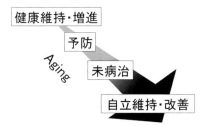

図4-13　これからの社会が必要とする，必要とされる鍼灸医療は

鍼灸医学は自然治癒力を治効原理とする医学であるが，その原理は時代を超えて変わることのない医学の要諦に根差したものであることから，鍼灸医学の役割は未来においても健康維持・増進と未病治，そしてケアに尽きるものと考える．

　多くの人は，普段，「健康な方だと思う」と判断しています．その健康状態をより高次の健康状態へと高めることが非薬物療法としての鍼灸医学の役割です．そのことを可能にする身体の装置が，自然治癒力（内在性治癒力）です．

　自然治癒力を治効原理とする鍼灸医学は，この力を健康維持・増進，予防，未病治，治療，ケアのそれぞれの目的に応じて使います．その中で治療としての已病治は重要としながらも，病んでしまった病態を改善させることはそう簡単ではないとし，最も効果を上げることのできる健康維持・増進と未病治を重視したのです．

　鍼灸医学は自然治癒力を治効原理とする医学ですが，その治効原理は時代を超えて変わることのない医学の要諦に根差したものであることから，鍼灸医学の役割は未来においても健康維持・増進と未病治，そしてケアに尽きるものと考えます（**図4-13**）．そして，そのことが閉塞状態にある鍼灸医学・医療の地平を拓くことになるものと確信しています．

参考文献
1）三徳和子：わが国在宅高齢者の主観的健康感．クオリティーケア，東京，2008.
2）佐藤万代，山崎翼，矢野忠：主観的健康感を構成する因子とそれに与える鍼灸治療の影響について．日本未病システム学会雑誌，2011；16（2），17-227.
3）岡戸順一，他：主観的健康感が高齢者の生命予後に及ぼす影響．日健教誌2003；11

（メ　モ）　健康に関する国民の意識に関する調査－健康感（厚労省，2014年）
　5000人を対象として「あなたは，普段，健康だと思いますか」の質問に対する調査結果では，「非常に健康だと思う」7.3％，「健康な方だと思う」66.4％，「あまり健康ではない」21.7％，「健康ではない」4.5％であった．

　　（1）：31-38
4）ソーシャル・キャピタル調査研究会（委員長：山内直人）：ソーシャル・キャピタル：豊かな人間関係と市民活動の好循環を求めて，調査結果の概要，内閣府国民生活局市民活動促進課の委託調査，2002.
5）近藤克則：健康格差社会−何が心と健康を蝕むのか．医学書院，東京，2006.
6）田中敬文，辻中 豊，平岩千代子・他：豊かな人間関係と市民活動の好循環を求めて．内閣府国民生活局市民活動促進課委託研究，報告書，2013.
7）イチロウ・カワチ：命の格差は止められるか．小学館101新書，2013.
8）Saito, T. Murata,C. Saito,M. et al.：Influence of social relationship domains and their combinations on incident dementia：a prospective cohort study. *J Epidemiol Community Health*, 2018；72（1）：7-12.
9）近藤克則：健康格差社会への処方箋．生活福祉研究，2018,95号 February：4-24.
10）フレイル予防啓発に関する有識者委員会：フレイル予防のポピュレーションアプローチに関する声明と提言．一般財団法人 医療経済研究・社会保険福祉協会，2022.
11）矢野　忠：現在および未来の社会における鍼灸の役割．全日本鍼灸学会雑誌，2022；72（4）：237-249.

索　引

【著者略歴】

矢野 忠
やの ただし

昭和 45 年 3 月	東京教育大学教育学部附属教員養成施設卒業
昭和 47 年 4 月	筑波大学附属盲学校文部教官教諭
昭和 58 年 4 月	明治鍼灸短期大学鍼灸学科講師
昭和 59 年 4 月	明治鍼灸大学鍼灸学部鍼灸学科講師
昭和 60 年 4 月	明治鍼灸大学鍼灸学部鍼灸学科助教授
平成 2 年 11 月	明治鍼灸大学鍼灸学部鍼灸学科教授
平成 13 年 4 月	明治鍼灸大学鍼灸学部長
平成 20 年 4 月	（明治国際医療大学に改称）
	明治国際医療大学鍼灸学部教授・同学部長・大学院教授・大学院研究科長
平成 25 年 4 月	明治国際医療大学鍼灸学部特任教授
	明治東洋医学院専門学校教員養成学科長
平成 29 年 4 月	明治国際医療大学副学長
平成 30 年 4 月	明治国際医療大学学長
令和 5 年 3 月	明治国際医療大学退職，名誉学長

著書

伝承医学　人間総合科学大学　2005.
レディース鍼灸　医歯薬出版　2006.
職業としての鍼灸　錦房　2022.
図解鍼灸療法技術ガイドⅠ・Ⅱ第2版　文光堂　2024.
鍼灸医学大辞典　医歯薬出版　2012.
最新鍼灸臨床の科学-メカニズムとエビデンス　医歯薬出版　2014，他

医療のパラダイムが変わる
鍼灸の再発見

2024年5月15日　第1版　第1刷発行

監　修　　一般財団法人　一枝のゆめ財団
著　者　　矢　野　　忠
発行者　　竹　内　　大
発行所　　錦 房 株式会社
　　　　　〒 244-0002　横浜市戸塚区矢部町 1865-8
　　　　　TEL/FAX　045-871-7785
　　　　　http://www.kinfusa.jp/
　　　　　郵便振替番号 00200-3-103505

© Kinfusa Inc., 2024.〈検印省略〉　　　　　印刷／製本・真興社

乱丁，落丁の際はお取り替えいたします.

ISBN978-4-9911717-2-7　　　　　Printed in Japan

JCOPY〈出版者著作権管理機構　委託出版物〉
本書（誌）の無断複製は著作権法上での例外を除き禁じられていま
す.複製される場合は，そのつど事前に出版者著作権管理機構（電話
03-3513-6969，FAX 03-3513-6979，e-mail：info@jcopy.or.jp）の
許諾を得てください.